ADELGAZA
DEFINITIVAMENTE CON TU
CÍRCULO VIRTUOSO

Dan Petre

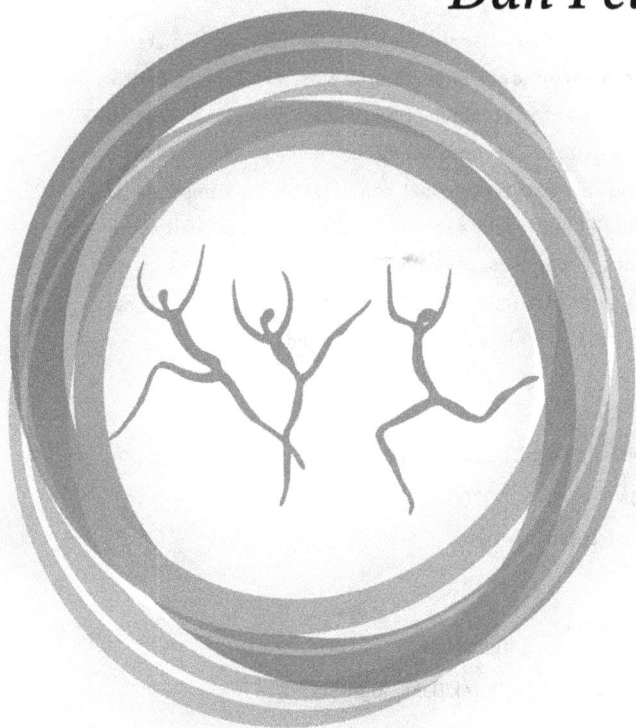

Estrategias reales para adelgazar
y no hacer jamás una dieta.

Depósito Legal: DL BU 177-2016

ISBN: 978-84-697-9200-1

contacto@danpetre.es

Ilustraciones: Suruba Natalia

Diseño cubierta: Burak Bakircioglu

Maquetación: Maximciuc Florin

Corrección texto: Rusu Alexandru

A mi familia,
los que me han dado un apoyo incondicional
en todo lo que hice.

CONTENIDO

Primera Parte

Segunda Parte

Elige el viaje y no el destino

Para apuntar hacia un nuevo horizonte hace falta una causa, un motivo determinante.

A veces no elegimos muy bien nuestro camino, sin embargo tampoco dejamos de pensar continuamente en el destino. Todos queremos ahorrar más dinero al año, pero pocos de nosotros saben que hace falta cambiar algo más en nuestro día a día como para poder llegar al destino final.

Cuando digo destino, me refiero a elegir un objetivo como bajar 5 kilos de grasa corporal. En más de 7 años como entrenador personal y especialista en nutrición de fitness me encontré con muy pocas personas con la mentalidad centrada en el viaje, y no tan sólo en el objetivo. Esto de la mentalidad se puede educar y sacar más provecho en todo lo que hacemos. De hecho, más adelante podrás ver cómo puedes elegir un objetivo de remodelación corporal y poder disfrutar del camino para que no haya vuelta atrás a los kilos de peso extra.

> **Somos el resultado de nuestros hábitos diarios.**

Sin duda para poder cambiar tu cuerpo hace falta estar motivado. Lo más importante es elegir cómo quieres vivir.

¿Quieres estar más delgado y tonificado o quieres seguir haciendo lo mismo y cada vez coger más y más peso?

La gente me contacta preguntándome sobre dietas y ejercicio. Quieren tener una vida más sana, sin embargo muy pocos quieren cambiar sus hábitos. De alguna manera esperan alguna píldora mágica que les transforme el cuerpo en el menor tiempo posible y claro, sin volver a tener los kilos extra de antes. Después de consultarme se dan cuenta que no soy mago y no sé hacer el hocus pocus, pero...

¿Pero dónde está el verdadero problema?

En realidad no es que no puedan cambiar su estilo de vida; se trata del deseo de hacerlo, de cuánto quieran cambiar. Si de verdad quieres cambiar no vas a razonar tanto, ni siquiera vas a cuestionarte el por qué no puedes hacerlo.

Pensarás que esto es un método como cualquier otro, o bien un método rápido llamado Dieta, pero no, no es así.

Nunca he estado de acuerdo con los sistemas cerrados, piensa en cualquier sistema o cualquier dieta. Demasiadas limitaciones, demasiadas reglas, todo con límite, todo esto se parece más a una prisión.

¿Por qué hablo de la relación entre los sistemas cerrados y las dietas?

Porque las dietas son unos sistemas cerrados, creados para resultados milagrosos que nunca salen adelante y lo más sorprendente es que nunca se mantienen, los muy pocos que se obtienen claro. Una persona, al cabo de hacer dicha dieta, vuelve otra vez al estilo de vida anterior, y bummmm enseguida engorda más que antes. Las dietas suelen tener reglas muy estrictas e igual las cantidades de comida, y al final se acaba con un desequilibrio enorme que afecta física, emocionalmente y también en plan hormonal.

Esto suele pasar porque todas esas dietas no tienen en el "menú" ningún "ingrediente" de una nutrición inteligente.

Como definición personal te diré que la nutrición inteligente es dedicación a tu organismo y entender cómo funciona, es el método en el que tu cuerpo pueda trabajar en los parámetros óptimos y en definitiva es tu vía para tener el cuerpo que siempre has deseado.

Estás leyendo este libro porque te has hartado de obsesionarte, de contar las calorías, y de matarte con las sesiones de deporte para que al final estés con la mirada fijada en la báscula.

¿Y, si te digo que tengo las herramientas para que salgas de ese mundo tan cruel de las dietas?

¿Te apuntas al viaje?

Elige como quieres vivir

Como te dije, yo no dispongo de la píldora mágica y por lo tanto siento decepcionarte. Sin embargo, sólo tú tienes el poder de elegir y crear tu camino y así poder llegar a tu destino.

Puede ser que bajar de peso sea relativamente fácil y se pueda conseguir, pero no significa que llegarás a tu destino y tampoco te quedarás en la cima. Esto es sólo la mitad del trabajo, la otra mitad es mantener tu cuerpo en ese nivel de peso. Ahora sí que me entiendes un poquito más, ¿verdad?

Se trata quizás de ser delgado, tonificado, o musculoso toda la vida y todo esto va más allá de una simple dieta con fecha de caducidad y muchas restricciones. Se trata de crear una nueva identidad, un nuevo estilo de vida, o bien mejorar tu estilo de vida actual para que puedas remodelar tu cuerpo y que te sientas mejor contigo mismo.

Estar más sano y con más energía forma parte del viaje continuo del que te hablaba.

¿Ves? Muchos están motivados al empezar cualquier a usar cualquier tabla nutricional, dieta y ejercicio, pero acaban fracasando porque piensan demasiado en el destino final, en el objetivo grande. No dejan de pensar todo el día y al final acaban obsesionándose. También pensarás que el pequeño porcentaje de personas que consigue su objetivo entiende más de nutrición o bien son deportistas. Aunque el conocimiento del ejercicio y de la nutrición puede influenciar de alguna manera, es sólo una pequeña parte que contribuye al éxito y no suele ser para nada un factor limitante.

Si eligiera 25 personas al azar en un supermercado y les dijera que me apunten con el dedo 5 alimentos sanos, seguramente la mayoría de ellos lo haría bien. La gente no es tonta, la gente sabe diferenciar entre las patatas fritas y el brócoli.

¿Entonces por qué seguimos viendo gente fumando que tiene cáncer pulmonar, y por qué seguimos viendo gente con obesidad mórbida hinchándose a bollos y comida basura?

Tener un poquito más de conocimiento sobre nutrición que la media, no asegura necesariamente el éxito.

Este tipo de personas dicen que quieren cambiar y al final acaban sintiéndose frustrados por no cambiar y por seguir dando vueltas en el mismo círculo vicioso.

¿Por qué es tan difícil hacer el cambio?

Podrás pensar que es cuestión de la motivación, tu entorno, tu actitud y tus hábitos diarios, entre otros muchos factores.

No olvides que tu actitud es más importante que la aptitud. Tu deseo de cambiar y empezar a crear un camino hacia tu nuevo destino es más importante que tu aptitud.

Personalmente, oigo a diario excusas de los clientes de que "no pueden adelgazar": no saber cocinar, la comida saludable es aburrida y no tiene sabor, hacer deporte cansa muchísimo, no hay tiempo para deporte ni para planificar las comidas, los amigos sabotean la rutina. ¿Te suena todo esto?

Seguro que sí.

A todos nos ha pasado o bien nos sigue pasando. Todo se aprende y se puede moldear, incluso podemos cambiar nuestra mentalidad, nuestra forma de ver y hacer las cosas. Sólo te hace falta la correcta información y las herramientas oportunas.

Estamos hablando de hacer el cambio hacia un nuevo estilo de vida que te llevará al cuerpo fitness que todos llevamos dentro. ¡Sí, créetelo!

> Todos nosotros tenemos una mejor versión de nosotros mismos. Sólo hace falta descubrirla.

Quizás parece difícil realizar el cambio (pero no imposible), porque seguimos haciendo lo mismo, esperando el resultado que desafortunadamente nunca llega.

Para que entiendas mejor lo que te quiero decir, te contaré una historia de un experimento que hicieron unos científicos con unos monos.[1]

El resultado de este experimento te sorprenderá y seguro te hará pensar un buen rato "el por qué" hacemos determinadas cosas.

Los científicos metieron 5 monos en una jaula grande. En la parte superior de la jaula colgaron unos plátanos, lejos del alcance de los monos, y debajo de los plátanos colocaron una escalera. Los monos detectaron enseguida los plátanos y uno de ellos empezó a subir la escalera. Justo cuando el mono pisó la escalera, los científicos le rociaron con agua fría y después a los demás también. Todos los monos se quedaron desconcertados en el suelo húmedo y frío. Pero la tentación de los plátanos era demasiado grande.

Al poco tiempo, otro mono empezó a subir la escalera, y otra vez los científicos le rociaron con agua fría y a los demás también. Sin embargo, después de un rato cuando un tercer mono intento subir a por los plátanos, los demás le tiraron de la escalera y le golpearon (queriendo evitar la pulverización de agua fría).

En la segunda parte del experimento se eliminó un mono y uno nuevo se introdujo en la jaula. Lógicamente el nuevo mono quiso ir a por los plátanos pero los demás le tiraron al suelo y le golpearon. Después de varias palizas, el nuevo mono aprendió a no subir las escaleras, aunque nunca supo el motivo. ¿Empieza a ponerse interesante, verdad?

Los científicos eliminaron un segundo mono de los originales, y metieron en la jaula otro nuevo. A éste le paso lo mismo, al subir la escalera los demás empezaron a golpearle, incluso el mono que nunca había sido rociado con agua fría. Los científicos cambiaron después el tercer mono con uno nuevo, luego el cuarto y el quinto. Curiosamente con todos los nuevos monos pasó lo mismo.

Al final tenemos 5 monos nuevos en la jaula, que nunca habían sido rociados con agua fría, sin embargo continuaban golpeando a cualquier mono que intentaba subir por los plátanos.

Si fuera posible preguntar a un mono ¿por qué seguía golpeando a cualquier otro mono que intentaba subir por la escalera?, a lo mejor te diría esto: "No lo sé. Así es como se hacen las cosas por aquí."

¿Cuál es la moraleja?

Empiezas una dieta de moda, porque todo el mundo la hace, incluso tu familia, novia, o marido, aun así no sabiendo donde te llevará. Y entras en un círculo vicioso y destructivo que se repite sin parar, y tú tienes cada vez más peso extra.

La fórmula del éxito

Sin duda el primer paso en crear tu camino es estar motivado o encontrar la motivación necesaria. Pensarás que los que tienen éxito han llegado ahí sólo subiendo tranquilamente en una escalera de uno al diez. Pero no, no es así. Los que tienen éxito se caen y después se levantan siguiendo sus caminos. El fracaso es una parte natural del cambio. No tengas miedo a fracasar.

Según el entrenador y coach Martin Rooney, la fórmula matemática para el éxito es la siguiente[1]:

Habilidad + Estrategia = Resultados

Si has tenido malas experiencias anteriormente con tus dietas, si después de seguir una dieta has bajado unos kilos de peso pero al poco tiempo has ganado mucho más, ahora pensarás que para llegar al cuerpo que tú consideras ideal, no tienes las habilidades necesarias, o incluso que es imposible hacerlo. Pensarás que, como no sabes cocinar como un súper chef, tu comida sana nunca tendrá sabor, o bien pensarás que es difícil hacer deporte porque no conoces la técnica de unos pocos ejercicios complicados de fitness.

Te diré la verdad. En realidad estás bloqueando tus habilidades. Cada persona puede perder peso o bien ganar masa muscular. Todos tenemos habilidades y todos aprendemos muy rápido.

Aun así, si tenemos habilidades, entonces ¿por qué no tenemos éxito en nuestra lucha contra la pérdida de peso?

Lo que falta en esta ecuación es sumar la correcta estrategia. Para que me entiendas mejor, vamos a ver el ejemplo de un experimento que ya has leído. Los monos encontraron una estrategia para no ser rociados con agua fría, y cualquier mono que pisaba la escalera en ir por plátanos recibía una buena paliza. De este modo evitaron ser rociados con agua fría.

Y ahora me dirás: "Ya Dan, pero en mi caso no es así. He intentado bajar de peso, he dejado de cenar incluso de desayunar, hice muchísimo deporte y aun así me noto más gorda/o y con menos energía."

No te desesperes. No confundas lo difícil con lo imposible.

Si de momento no has llegado ahí donde tú quieres estar, es simplemente porque no has empleado la estrategia correcta.

Soñar es una cosa muy bonita pero no te llevará a alcanzar tu objetivo. Deja de decirte a ti mismo que este lunes empezarás a comer más sano y a hacer ejercicio.

> **Toma acción (pero primero acaba el libro).**

No vale sólo con estar decidido, tendrás que tomar acción. Haz las cosas de una forma extraordinaria, no ordinaria. La diferencia es sólo un poquito de "extra".

¿Qué determina hacer ese poquito de "extra"?

De alguna manera en la ecuación de arriba faltaba algo. Faltaba la **actitud**, y eso tiene sentido. De forma que, al tener la correcta actitud (motivación) podrás añadir el "extra" a todas las cosas de tu vida, tanto en el trabajo, como en la pareja, en tu nivel de actividad física, incluso hacer buenas elecciones a la hora de alimentarte.

Viéndolo de otro modo podemos pensar que la verdadera respuesta consiste en entender la correcta actitud, las habilidades y la estrategia o los hábitos (comportamientos), para que todo esto sumado, resulte en éxito.

Me dirás ahora que los que tienen éxito son unos ganadores, y así es.

Martin Seligman, psicólogo de la Universidad de Pennsylvania, ha encontrado gracias a sus investigaciones, que el optimismo es una predicción bastante exacta de cuánto éxito va a tener una persona en la escuela, en los deportes y en muchas otras cosas.[2] La verdad es que la diferencia entre los optimistas y los pesimistas es intrigante. Este psicólogo, descubrió que cuando los optimistas fracasan, ellos a menudo atribuyen el fracaso a algo que pueden controlar, sin embargo los pesimistas atribuyen el fracaso a una debilidad innata que sienten que son incapaces de controlar.

Según Seligman los ganadores son optimistas, creen que pueden hacer una diferencia y creen que las cosas buenas vendrán a ellos.

Y ahora te digo que los ganadores son responsables. Los ganadores creen que pueden hacer la diferencia, son conscientes de sus emociones y de sus acciones y no ponen excusas. No hace falta que te diga más, que la responsabilidad es un concepto que todo el mundo conoce pero que no todos lo aplican. No todo el mundo es responsable y este es un factor determinante a la hora de poder cambiar tu cuerpo y mejorar tu salud.

La responsabilidad es una elección, significa no poner excusas, es aquel factor que te ayudará a producir resultados. En mi opinión la responsabilidad es una cuestión personal. Tú mismo puedes elegir ser responsable o no. Y eso se aplica en cualquier situación de tu vida, no importe lo que pase, somos libres de elegir qué pensar, decir o hacer.

> Eres responsable
> de tu propio camino.

Te daré un ejemplo. La misma excusa que oigo siempre, es sobre la incapacidad de seguir con la alimentación saludable a la hora de salir a cenar con tus amigos. Todo esto es un problema de la responsabilidad. Si vas a salir a cenar con tus amigos en un restaurante y todo el mundo tiene que elegir su plato, no tienes que pedir lo mismo. No estás obligado a elegir la comida fast food que piden tus amigos ni siquiera por el mismo cappuccino. Esto no significa renunciar a la vida social, al contrario, teniendo responsabilidad y pensando en tu camino hacia un cuerpo más fitness, puedes elegir un pescado al horno con guarnición de verduras y beber agua con limón. Esto es sólo un ejemplo y verás por qué te conviene más elegir la segunda opción.

En este libro te daré las estrategias necesarias y te diré cómo puedes mejorar tus habilidades para conseguir tener un modo de vida verdaderamente sano. Espero darte la brújula de fitness y nutrición con este método para que empieces tu propio camino en la dirección correcta.

¿Cómo influye el tipo de mentalidad que tenemos?

Uno de los principales motivos que contribuyen al fracaso a la hora de empezar a cambiar tu estilo alimenticio y hacer ejercicio, es que siempre actuamos con la misma mentalidad, justo como los monos del experimento. Ahora es el momento de salir de la jaula, de experimentar, de cuestionar todo lo que te dicen los "expertos" en nutrición que llegan y te ofrecen una dieta revolucionaria que supuestamente te hará eliminar toda la grasita en el menor tiempo posible y sin hacer casi nada, claro. Cuestiona siempre cualquier información que leas y que aprendas cada día.

Estoy seguro de que para poder tener éxito en tu proceso de remodelación corporal, te hará falta adoptar un tipo específico de mentalidad. Vamos a realizar un ejercicio.

Dime con cuales de las siguientes frases estás de acuerdo (test extraído del libro Switch de Chip Heath y Dan Heath)[1]:

1. *Es un tipo de persona concreta y no hay mucho que se pueda hacer por cambiarla.*

2. *Independientemente del tipo de persona que sea, siempre puede cambiar sustancialmente.*

3. *Puede hacer las cosas de forma diferente, pero no puede cambiar las partes más importantes de su persona.*

4. *Siempre puede cambiar los aspectos más básicos de su persona.*

Según Carol Dweck, profesora de psicología de la Universidad de Standford, si estás de acuerdo con las frases 1 y 3, eres una persona de "mentalidad fija" y si estás de acuerdo con las frases 2 y 4 sueles tener "mentalidad de crecimiento".

Las personas que tienen una mentalidad fija creen que sus capacidades son estáticas. Por norma general, si eres una persona con mentalidad fija tenderás a evitar los desafíos y los retos porque te dará miedo que si fracasas los demás vean este fracaso como una indicación de tu capacidad real, y que te vean como un perdedor. Asimismo, podrías sentirte amenazado por un comentario negativo, porque tienes la impresión de que los que te critican te están diciendo que son mejores que tú y están situándose en un nivel de habilidad natural mejor que el tuyo.

Por otro lado, los que tienen una mentalidad de crecimiento creen que sus habilidades son como los músculos, que con la práctica y el esfuerzo se pueden desarrollar. Si eres un tipo de persona con mentalidad de crecimiento, sueles aceptar más desafíos a pesar del riesgo a fracasar. No te cuesta tanto aceptar las críticas porque sabes que al final te ayudan a mejorar. Puede que de momento no seas el/la mejor pero estás pensando a largo plazo, estás trabajando en ello. Por ejemplo Tiger Woods ganó 8 campeonatos antes que nadie en la historia, y aun así decidió que tenía que mejorar su swing.

Las investigaciones de Carol Dweck, la creadora de estos dos términos, son muy claras: Si quieres sacarle el máximo partido a tu potencial, tendrás que adoptar una mentalidad de crecimiento.

No te desanimes, si te ha salido que tienes una mentalidad fija, te digo que es posible aprender a adoptar una mentalidad de crecimiento.

> **"Nadie se ríe de los bebes, ni les dice tontos porque no saben hablar."**

En el año 2007 la investigadora Lisa Blackwell y sus compañeros, decidió hacer un experimento con los alumnos de primero de ESO. La hipótesis del experimento ha sido la siguiente: ¿si les entrenaban a los alumnos a adoptar una mentalidad de crecimiento, mejorarían en matemáticas?[2]

Los estudiantes que participaron en el estudio solían dar explicaciones de mentalidad fija para justificar su fracaso: "Soy el más tonto. Soy un desastre en matemáticas." El grupo de control siguió un programa de estudio genérico y el grupo experimental siguió un programa de formación en la mentalidad de crecimiento.

A los estudiantes del grupo experimental, les enseñaron que el cerebro es como un músculo y que se puede desarrollar con ejercicio y esfuerzo, que con trabajo pueden ser más inteligentes. Además les enseñaron que todo es difícil antes de ser fácil y que nunca tenían que rendirse por no dominar algo inmediatamente. Después de 8 semanas de la clase llamada "El cerebro es como un músculo" los resultados de estos chicos han sido increíbles.

Básicamente los alumnos, que recibieron 2 clases por semana de "El cerebro es como un músculo", y que habían formado parte del grupo experimental superaron a los compañeros del otro grupo.

Sin embargo, los alumnos que siguieron el programa de estudios genéricos empezaron el primer curso de ESO con notas de 5 y 6 y lo acabaron con notas 5 e inferiores a 5.

Los investigadores demostraron que la mentalidad de crecimiento se puede enseñar y que puede cambiar la vida de muchas personas.

La pequeña conclusión de todo esto es, que una mentalidad de crecimiento puede protegerte de una actitud pesimista. Es fundamental tener en cuenta este tipo de mentalidad porque la gente sólo perseverará si percibe la caída como una lección que hay que aprender en vez de un fracaso.

Nuestros cerebros y nuestras capacidades son como los músculos: con la práctica se pueden fortalecer.

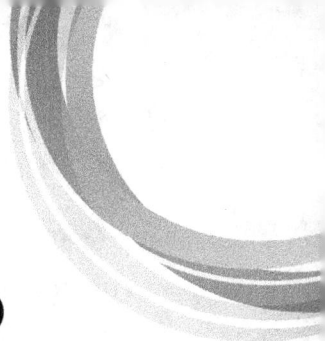

El metabolismo y su magia

No quiero tratar mucho de ciencia "aburrida" en este libro, ni tampoco de números complicados. Ésta no es mi visión y espero que tampoco la tuya después de aplicar las técnicas y los pasos encontrados aquí.

Si tienes dificultad para perder peso, pensarás que los que son delgados pueden comer lo que quieran y cuanto quieran y no engordarán ni un gramo. Pero esto es muy relativo debido a la multitud de factores que intervienen, como el nivel de actividad física, nutrientes, estrés, y otros.

Quizás los que son delgados „naturalmente" utilizan otra técnica sin ni siquiera darse cuenta. Pero hablaremos más adelante de estos patrones nutricionales.

Si eres uno de los que le cuesta perder peso, sin duda necesitas otra estrategia. De cualquier modo, primero debemos entender cómo funciona nuestro organismo.

Cuando oímos la palabra "metabolismo" pensamos enseguida en un motor que tiene la habilidad de quemar calorías. De alguna manera, he observado a lo largo del tiempo, que las calorías son interpretadas como unos monstruos que se acumulan en el cuerpo y se quedan ahí en forma de grasa. Contando desde mi experiencia con mis clientes te puedo decir que todos me hablaban de este miedo de las calorías y sorprendentemente ninguno de ellos me hablaba de alimentos.

Alrededor del año 1890, el químico Wilbur Atwater descubrió que la cantidad de energía en los alimentos se puede determinar al quemarlos en un dispositivo llamado calorímetro, midiendo de esta forma el calor producido.[1] De acuerdo a Wilbur, una caloría es igual a la cantidad de calor necesaria para elevar la temperatura de un gramo de agua por un grado.

Curiosamente hoy en día, después de tanto tiempo, todavía se usa este dispositivo para determinar la cantidad de calorías de distintos alimentos.

¿Es correcto pensar que el cuerpo funciona como el calorímetro de Wilbur?

Pensando sólo en esto es limitarse, justo como pasa con el mundo de las dietas.

¿Pero qué hace exactamente el metabolismo?

Los científicos definen el metabolismo como el proceso químico que ocurre dentro de las células vivas, siendo éstas necesarias para el mantenimiento de la vida. Cada día, las células de tu cuerpo están destruidas o dañadas por el desgaste de la vida y es el trabajo del metabolismo de regenerar o reparar estas células. Dentro de cada célula de tu cuerpo existen unas pequeñas estructuras llamadas mitocondrias, que todas juntas forman la máquina del metabolismo.

Piensa que tenemos células vivas en todos los lados de nuestro cuerpo y eso significa que están en nuestra piel, en la sangre, en nuestros órganos internos. En definitiva el metabolismo está presente por todo nuestro cuerpo. Diría que las mitocondrias son el motor del cuerpo porque ahí se transforman las calorías, que tú comes, en energía.

Estas pequeñas estructuras, las mitocondrias, hacen mucho más que sólo quemar calorías. Las mitocondrias descomponen algunos compuestos como los carbohidratos, proteínas y grasas para producir energía para los procesos vitales y también construyen otros compuestos para formar sustancias esenciales para la vida, como por ejemplo la testosterona y el estrógeno. Aparte de esto, el metabolismo también es responsable de la creación de enzimas, anticuerpos, neurotransmisores, otros compuestos químicos celulares, y de las reservas de energía (en forma de grasas y glucógeno).

Según la autora Diana Schwarzbein, existen dos facetas del metabolismo: un lado de construcción y creación y otro lado del uso o del gasto.[2] Para estar sano, estos dos lados deben mantenerse en equilibrio (balance químico). Cuando te alimentas y descansas, el cuerpo se convierte en una "máquina de construcción", y cuando no te alimentas bien, no comes o simplemente estás haciendo cosas, tu cuerpo cambia al modo de uso. Básicamente esta autora sostiene que para mantener o llevar el metabolismo en un estado óptimo de funcionamiento tendrás que ayudar a tu cuerpo a equilibrar estos dos lados.

Como hemos comentado y veremos a continuación, la fórmula del metabolismo no es tan simple como el hecho de que la comida se convierte en energía y la actividad consume energía. En realidad existen muchos más factores y capas que afectan la química mágica del metabolismo, como la comida, el sueño, el estrés, el ejercicio físico, las toxinas y los problemas hormonales.

Por ejemplo, los buenos alimentos se convierten en sustancias químicas estructurales y funcionales que se utilizan junto con la energía durante la actividad de la vida diaria, pero por otro lado los alimentos dañinos procesados no pueden ser utilizados para el mismo objetivo. Igual pasa con la actividad física y el estrés. Muchos piensan que para adelgazar hay que hacer deporte como un "loco", pero en estos casos cuando estás bajo estrés crónico de tanto cardio por ejemplo, el cuerpo "se quema" (se desgasta) a si mismo con mucha rapidez.

Otro ejemplo muy común en todos, es el sueño y la calidad del mismo. Principalmente durante el sueño el cuerpo tiene el tiempo para "ponerse" para la construcción de sí mismo, y si cortas ese tiempo tan importante, no se reconstruirá por completo, independientemente de la calidad de tu alimentación.

Si tienes este libro en la mano, me imagino que estás esperando que aparezca lo más rápido esa fórmula secreta de llevar tu metabolismo a la velocidad de un Ferrari. Sé que te preocupas por el exceso de grasita corporal, pero hay que tener en cuenta que tu salud está basada en que el metabolismo trabaje en condiciones óptimas y no necesariamente en los problemas de peso actuales.

Hay personas delgadas que tienen un metabolismo dañado y personas con algo de sobrepeso con un metabolismo relativamente sano, por eso la gran apuesta de este libro es cómo adelgazar de una manera natural y sana.

Hay que estar sano para poder adelgazar y remodelar tu cuerpo, y no adelgazar a cualquier precio para estar sano.

Oigo a diario excusas de la gente diciéndome que tienen una mala genética y por eso no les funciona nada el metabolismo.

Tu cuerpo quema calorías a través de varios componentes del metabolismo.[3] Es decir tu cuerpo quema calorías de varias maneras:

1. Para mantenerte vivo

En otras palabras esto se denomina como la Tasa Metabólica en Reposo (en inglés resting metabolic rate, o RMR). La tasa metabólica en reposo representa la cantidad de energía que necesita tu cuerpo para las funciones básicas (bombear sangre, respirar, pensar, etc.).

Imagínate este gasto energético como si estuvieras todo el día tumbado en la cama sin hacer nada, en reposo.

La tasa metabólica en reposo representa aproximadamente de 60 % a 75 % del total de calorías quemadas diarias.

2. Mientras comes

El efecto térmico de los alimentos (en inglés the thermic effect of feeding) quizás sea de lo más interesante ya que pocos saben que el cuerpo consume calorías cuando masticas, tragas y digieres la comida.

El efecto térmico de los alimentos representa aproximadamente de 5 % hasta 15 % del total de calorías quemadas diarias, dependiendo de la frecuencia de las comidas y el tipo de alimentos. Igual ahora te das cuenta, después de leer esto, que comer los alimentos correctos en los momentos oportunos, te ayudará a subir el porcentaje del efecto térmico y por lo tanto te ayudará a incrementar el metabolismo total.

3. Termogénesis de la actividad

La termogénesis de la actividad es el tercer principal determinante del gasto total energético y se define como el gasto de energía adicional, por encima de la tasa metabólica en reposo y el efecto térmico de los alimentos, que se requiere para la realización de la actividad corporal.

Esta categoría se subdivide en dos: el nivel de actividad física y el NEAT, que se traduce del inglés como el no ejercicio de actividad termogénesis.

Básicamente con esta categoría existe una gran confusión porque, como los estudios relatan, ambas subcategorías varían entre individuos y para la mayoría de los sujetos en los países industrializados, se sospecha que el ejercicio es insignificante.[4] Aunque esto no sea un descubrimiento enorme, los mismos estudios concluyen que en un nivel de población el porcentaje de sujetos que practican ejercicio físico intenso de una manera regular, es bajo.

Asimismo, otros autores sugieren que la mayoría de las personas que realizan un entrenamiento para el desarrollo y el mantenimiento de la condición física, no hacen ejercicio durante más de 2 horas en una semana, lo que podría significar sólo entre 1 y 2 % de gasto total de energía (o un gasto de energía promedio de 100 kcal/día).

Vale, pero el ejercicio es sólo una pequeña parte que contribuye a nuestro metabolismo, y también como verás más adelante el entrenamiento inteligente voluntario te ayudará a esculpir tu cuerpo.

¿Qué pasa con el Neat o el no ejercicio de actividad termogénesis?

Algunos, y no me refiero a la comunidad científica, lo llaman como parte de la genética. ¿Cuántas veces no hemos oído? : "¡Mira a mi prima, es delgada, come mucho más que yo, y encima no se mata con el cardio! Será que tiene suerte con su gran genética..."

En una revisión de estudios, el científico James A. Levin, afirma que el gasto energético asociado con la actividad de día a día, también llamado Neat o el no ejercicio de la actividad termogénesis, puede variar entre dos personas del mismo tamaño con hasta 2000 kcal al día.[5]

La cuestión y la pregunta más interesante es ¿por qué puede haber tanta diferencia de gasto entre dos personas del mismo tamaño (una persona activa y la otra inactiva)?

O bien, ¿por qué la prima se mantiene delgada aun comiendo lo mismo que tú?

La respuesta más simple, es que tu prima está mucho más activa que tú y también tiene un trabajo que requiere cierta demanda física, no como el estar sentado 8 horas en la oficina cada día. Puede ser que tu prima abarca en su gasto diario más actividades que tú. Esas actividades que nos hacen seres únicos, vibrantes e independientes como bailar, ir al trabajo, la postura, tocar algún instrumento, ir a comprar tus alimentos y en definitiva todas esas actividades que hacemos a diario.

El Neat es el gasto energético de todas las actividades físicas distintas al ejercicio deportivo pensado exclusivamente para esculpir tu cuerpo o mejorar la condición.

La obesidad está asociada con un bajo gasto energético que compone el Neat, y las personas obesas están de pie y caminan menos que las personas sedentarias delgadas.

Aunque otros científicos puedan afirmar que la obesidad está asociada con un defecto en el Neat que predispone a las personas obesas a sentarse, creo firmemente que es posible incrementar este gasto energético cambiando nuestra mentalidad del proceso de adelgazar y sobre todo creando nuestro estilo de vida sano y único. [6]

Si quieres perder peso (grasa) y sentirte con más vitalidad y con apetito para la vida, tendrás que hacer algo en tu día a día para ayudar a reestablecer tu nivel máximo del metabolismo total. Aquí no te mandaré ningún polvo ni pastillas mágicas, al contrario lo podrás conseguir alimentándote con alimentos reales y haciendo pequeños pasos en la dirección que necesitas.

En la parte que sigue a continuación, no sé si te sorprenderá, pero no te ofreceré ninguna fórmula para calcular tu gasto energético total multiplicando o sumando el número de calorías según los factores que componen tu metabolismo total.

Cuando empecé en el mundo del fitness hace 7 años, igual sí te hubiera recomendado calcular la tasa metabólica en reposo y demás. Con el tiempo, experiencia, madurez y bastante estudio, me di cuenta de que estos detalles no son necesarios ya que llevan a un sistema bastante cerrado, que si en un principio te pueden llevar al éxito, al final te llevaran a la frustración.

Hasta hace relativamente poco tiempo, los profesionales de la salud se basaban en la restricción calórica cuando el objetivo de sus clientes era la pérdida de peso. Sin embargo estaban equivocados y todavía siguen estándolo.

Una caloría no es una caloría.

Decir que la pérdida de peso se basa sólo en las calorías que entran y que salen del sistema es un error, además, de que no se tenga en consideración qué tipos de alimentos nos proporcionan dichas calorías.

Si de verdad pensábamos que el balance de las calorías, es la única cosa que dicta la pérdida de peso, eso significa que cogiendo por ejemplo 3 dietas únicas con el mismo número total de calorías, daría el mismo resultado. Pues vamos a verlo.

Tenemos suerte de que los científicos se hayan planteado esto hace bastante tiempo atrás. En un estudio del año

1957, los científicos pusieron a los participantes en una de cada tres dietas únicas de 1000 calorías, en las cuales el porcentaje de los macronutrientes variaba: 90 % grasa, 90 % carbohidratos y 90 % proteínas. El grupo de 90 % proteínas y el de 90 % grasa han perdido peso entre 0.27 y 0.4 kg al día, sin embargo el grupo de 90 % carbohidratos ha ganado peso.[7]

Ahora igual, sí que puedes entender que hay algo más importante que simplemente las calorías, por ejemplo los alimentos que nos proporcionan los nutrientes y sus funciones en nuestro organismo.

El camino de los nutrientes

Vamos a ver una analogía interesante, y aunque parezca de ciencia ficción, es una forma estupenda para contar mejor la historia de las calorías y la pérdida de grasa.

"Imaginémonos" que aproximadamente medio kilo de grasa corporal humana contiene 3500 kcal, lo que puede representar 40 rebanadas de pan tostado. Imagínate si añadieras a tu comida diaria una rebanada de pan tostado.

En teoría, siguiendo la regla de las calorías deberías ganar al cabo de un mes aproximadamente medio kilo de grasa. Por otro lado sí comieras una rebanada menos de pan tostado cada día, al cabo de un mes deberías perder aproximadamente medio kilo de grasa. Siento decirte que esto no es así.

Hay algo más que pasa con estas calorías. La pérdida de grasa no es sólo contar calorías y ya está.

¿Entonces cómo se explica que los que son delgados naturalmente (todos tenemos amigos así), mantienen sus niveles de grasa aproximadamente estables, aunque hayan comido a tope a lo largo de un mes, y en otros meses hayan comido algo menos?

Según la regla de las calorías, todo esto se debería notar a la vista, ¿verdad?

O bien pensarás que estas personas cuentan las calorías, calculan el metabolismo y lo que han gastado después de un entrenamiento...

Según los científicos, estamos dotados de un sistema complejo (sofisticado) de hormonas junto con las regiones del cerebro que "hacen" estos cálculos inconscientemente para nosotros.

La comida que ingerimos afecta nuestro organismo de distintas maneras y pasa por diferentes vías metabólicas, antes de ser transformada en energía.[1] También, la comida que comemos, afecta directamente las hormonas que regulan "cuándo" y "qué cantidad" ingerimos. Verás cómo esto se pone súper interesante.

Según los científicos nuestra grasa corporal tiene "un punto de ajuste", en inglés "the body fat set-point", que intenta defender los cambios en las dos direcciones, ganancia y pérdida. En otras palabras, es un sistema complejo que intenta mantener la homeostasis, el equilibrio.

La teoría "del punto de ajuste" no es para nada reciente, de hecho en al año 1982 "salió" a la luz gracias a las investigaciones del Dr. William Bennett y Joel Gurin.[2]

Cuando está trabajando en condiciones óptimas, este sistema iguala la energía que entra en nuestro cuerpo con la que sale, manteniendo así una masa de grasa corporal estable y saludable. Como es tan complejo, este sistema te hace que busques más comida cuando la necesitas, sentirte lleno cuando es el caso, se incrementa la producción de calor corporal, incluso "te dice" que te muevas más. En otras palabras, los científicos lo definen como un termostato interno o bien como un sistema de crucero de un coche. Imagínate como el sistema crucero de un coche debe mantener por ejemplo la velocidad en un rango específico. Si la velocidad baja, el mismo sistema acelera el motor para llegar a dicho rango, y si la velocidad sube demasiado, este sistema frenaría para volver al punto de crucero.

Otro ejemplo muy útil es observar los animales de la naturaleza, que siempre están en su peso natural, salvo las excepciones de falta de comida y cuando ganan peso preparándose para hibernar.

Piensa ahora lo que dije más arriba de las personas que siempre son delgadas. Su sistema funciona en buenas condiciones y no está "estropeado" como puede ser el caso de las personas que tienen sobrepeso o que sufren de obesidad.

A lo largo del tiempo se han hecho bastantes estudios, tanto empleándose la sobrealimentación, como también la subalimentación, todo esto demostrando que el sistema del termostato, o el punto de ajuste, existe de verdad y funciona.

Vamos a ver un estudio del año 1992, realizado por el Dr. Erik O. Diaz y sus compañeros, llamado "Metabolic Response to Experimental Overfeeding in Lean and Overweight Healthy Volunteers".[3] Este equipo de científicos elije unos sujetos delgados y otros con moderado sobrepeso, y les incrementan su dieta normal con un 50 % de calorías, bajo unas condiciones controladas donde los mismos investigadores pueden estar seguros de la ingesta de alimentos. La composición de los macronutrientes era de 12 % proteínas, 42 % de grasa y 46 % de carbohidratos. Al cabo de 6 semanas de sobrealimentación, tanto los sujetos delgados como los sujetos con sobrepeso, ganaron alrededor de 4.6 kg de grasa corporal y 3 kg de masa muscular. Como era de esperar, imaginándonos que el cuerpo defendería su punto inicial de partida, la tasa metabólica y la producción de calor corporal ha incrementado en todos los sujetos. En las siguientes 6 semanas, a los sujetos les han permitido ingerir libremente la cantidad que estos querían comer. Para que te sorprendas, todos los participantes han perdido el 61% de grasa y 23% de musculo de la cantidad que habían ganado en las primeras semanas de sobrealimentación. Como el estudio duró sólo 12 semanas, no se sabe que pasó después con los sujetos, pero la conclusión es que casi todos los participantes "defendieron" su masa de grasa original, independientemente de su punto de partida.

¿Cómo sabe nuestro cerebro cuánta grasa tenemos?

En realidad no se ha descubierto todavía el gran secreto de la complejidad con la que el cerebro regula nuestro peso, sin embargo los científicos van camino hacia el futuro. Imagínate que podríamos acabar con la obesidad en el mundo.

Las células de la grasa corporal producen una hormona llamada leptina, que manda señales hacia el cerebro y otros órganos, para disminuir el apetito, aumentar el metabolismo e incrementar el movimiento físico.[4] En principio más grasa corporal significa más leptina, y eso significa que esa grasa extra se "quemará".[5]

Pensando de una manera evolutiva, la leptina ha evolucionado para que no nos muramos de hambre y que no comamos demás, ya que hubiéramos tenido menos probabilidades de vivir en el entorno natural. Esta hormona tiene la función de regular a largo plazo el balance de energía, se encarga de las calorías que ingerimos y las que gastamos y cuánta grasa corporal acumulamos en nuestro cuerpo.[6]

Esto empieza a ponerse mucho más interesante. Se supone que estamos dotados del "punto de ajuste" de la grasa corporal.

Entonces, ¿por qué hay personas que tienen demasiada grasa corporal?

Pues ahora puedo hablarte de la resistencia a la leptina. Realmente esto se explica de alguna manera, por el hecho de que nuestro cerebro no recibe la señal por parte del tejido graso que está ya lleno. Según los investigadores, la resistencia a la leptina casi siempre acompaña la obesidad.

Las pruebas hechas en animales con resistencia a la leptina demuestran algo parecido al síndrome metabólico humano: obesidad abdominal, presión arterial alta, resistencia a la insulina, etc.

El principal sitio de acción de la leptina es en el cerebro, más exactamente en el hipotálamo (en la parte inferior del cerebro que se conecta con la glándula pituitaria). Los científicos afirman que la resistencia a la leptina en el hipotálamo puede ser una causa de la obesidad.[7] Además, se ha demostrado que la resistencia a la leptina ocurre a causa de la obesidad inducida por la dieta.[8]

De acuerdo a las investigaciones del Dr. Guyenet, se han identificado varios mecanismos celulares detrás de la resistencia a la leptina en el hipotálamo.[9] Una de las causas es la inflamación en el hipotálamo. Realmente la inflamación inhibe la señalización de la leptina y de la insulina en una variedad de tipos de células. La explicación en términos prácticos es que la leptina llega al hipotálamo pero este es insensible a la leptina, por lo tanto se requerirá más leptina para que llegue la misma señal, y la grasa corporal subirá hasta llegar a un punto de ajuste superior.

La segunda causa serían los triglicéridos. A causa de los triglicéridos, la leptina simplemente no llega al hipotálamo. Los altos niveles de triglicéridos causan una reducción en el transporte de la leptina a través de la barrera hematoencefálica, por lo tanto una reducción en los niveles de triglicéridos permite un mejor transporte de la leptina y la perdida de grasa.[10]

Y la tercera causa sería simplemente tener niveles demasiados elevados de leptina. Esto, entre otros efectos, causa resistencia a la leptina.

El Comer y el Hambre ¿Quién desata la Bestia?

Llegados hasta este punto interesante, necesitaba hablarte del hambre y del comer. Sin duda el hambre es un fenómeno muy complejo y los científicos ven el hambre de distintas maneras.

Digamos, que a nuestro cuerpo le encanta el equilibrio, en principio no quiere perder ni ganar. Este equilibrio se llama homeostasis; en otras palabras nuestro cuerpo intenta mantener ese equilibrio a través de varios mecanismos hormonales que regulan el apetito y el peso corporal.

Para explicarte esto un buen ejemplo es como pasa con las dietas de moda, y demás. Si ingerimos todos los días muy pocas calorías y gastamos muchas más, pensando que así vamos a adelgazar y nos vamos a sentir mejor, nuestro sistema contestará con mecanismos de compensación, y tendremos muchísima hambre durante mucho tiempo.

La cuestión es que es difícil intentar luchar contra esa fuerza biológica tan grande. Es mejor ayudar a tu cuerpo y no luchar en contra.

Visto desde una perspectiva bastante simplista, hay dos hormonas que regulan las señales del apetito y del hambre, y esas hormonas son la leptina y la grelina, que influencian nuestro peso corporal.[1,2]

Como ya lo sabes, la leptina es secretada principalmente en las células de la grasa corporal y ayuda a disminuir el hambre, y por otro lado la grelina es secretada principalmente en el revestimiento del estómago y su efecto es el de incrementar el hambre. Las dos hormonas actúan en el cerebro, en el hipotálamo.

El problema del hambre constante, visto en personas obesas, puede ser debido a que este mecanismo regulador esté "estropeado" y no reciba bien la señal, como es la resistencia a la leptina. Es entonces cuando "el punto de ajuste", no funciona como debería.

Cuando se quiere perder peso, un mayor nivel de leptina sería mejor, ya que en condiciones óptimas eso sería que la señal de la leptina llegaría al hipotálamo con el mensaje que "hay demasiada grasa", y es el momento de comer menos o parar de comer y la tasa metabólica debería incrementarse.

En el caso, de que el cerebro no "escuche" la señal de la leptina, no incrementa el metabolismo y no disminuye el apetito, por lo tanto tendrás más hambre ya que el cerebro pensará que te mueres de hambre.

Visto de otra forma, desde una perspectiva neurobiológica, comer alimentos es en realidad la expresión de la actividad en nuestro cerebro, como un movimiento voluntario. La búsqueda y el consumo de alimentos es una suma de la integración de las señales que recibe nuestro cerebro, de alrededor y de fuera de nuestro cuerpo. Es el cerebro quien está al mando del control de qué, cuánto, y por qué comemos.[3]

¿Qué es el hambre?

Se puede decir que el hambre, además de ser una sensación, **es un estado motivacional.** Cuando tenemos hambre, estamos motivados a ir en busca de alimentos y comer y lo mismo pasa con los animales.

Ir en busca de la comida y comerla representa el sistema de recompensas de nuestro cerebro, motivando este comportamiento en lugar de otros, porque es el cerebro quien ha decidido que en ese momento es alta prioridad.

Un elemento fundamental en el sistema de recompensas es el neurotransmisor llamado dopamina. Los estudios demuestran que los ratones que carecen de dopamina, no tienen ninguna motivación para hacer cualquier cosa, eso incluye el comer.[4,5] Es muy interesante cómo funciona este sistema.

Hasta que la dopamina no se sustituye químicamente (hablamos de ratones) esos ratones no hacen nada, no tienen motivación de hacer nada, en otras palabras son incapaces de hacer movimientos voluntarios hacia sus objetivos.

Seguro que de todo lo que has leído hasta este punto del libro, te habrás dando cuenta de que no quiero añadir, en este mundo de la nutrición tan extenso, una nueva dieta "mágica" revolucionaria; sino exponer mis ideas y pensamientos a través del estudio y mi humilde "práctica" con los clientes, para ayudarte a crear un estilo de vida que te ayude a adelgazar sanamente y aportarte muchos beneficios.

Quizás lo que deberíamos preguntarnos es en realidad ¿qué es lo que nos hace comer "más" de lo que necesitamos fisiológicamente, para tener ese cuerpo delgado?

Para averiguar esa respuesta tan complicada tenemos que entender y analizar todos los factores que influyen la ingesta de alimentos, porque está claro que el hambre fisiológico no es el único motivo por el cual comemos alimentos.

El hambre fisiológico es sólo uno de los pocos motivos del por qué comemos.

En este campo se ha hecho mucha investigación y los científicos dividen "el comer" en dos categorías:[6]

- **el comer homeostático**
- **el comer no-homeostático**

Las dos categorías se diferencian en el sentido de que el comer homeostático se refiere a que la ingesta de alimentos es impulsada fuertemente por la necesidad verdadera de energía, en cambio el comer no-homeostático es impulsado por otros factores como, comer por placer, debido al estrés y motivos emocionales, hábitos de horas de comer, razones sociales, y muchos otros.

Empezamos a ver las cosas desde otro punto de vista, ¿a que sí?

Según el Dr. Hans-Rudolf Berthoud, que ha investigado mucho sobre este tema, los factores no-homeostáticos determinan la ingesta de alimentos por lo menos igual que los factores homeostáticos en este mundo moderno en que vivimos, donde la comida está al alcance de cualquiera y en abundancia.[7]

Vamos a ver y entender esto pensando en nuestras vidas. En Navidad, y por ejemplo cuando nos vamos de vacaciones en verano, comemos mucho más que en el resto del año. Y, ¿por qué será?

No creo que de repente en Navidad, justo cuando se hacen todas las comidas de Noche Buena, tengas más hambre que lo normal. El motivo tan evidente es que entran en juego los factores no-homeostáticos. Estamos impulsados por la presencia de las comidas deliciosas, la diversidad (comer de todo un "poco"), el ámbito social donde bebemos y comemos, y por eso comemos en exceso. ¿Tengo, o no, razón?

Desde mi experiencia cuando trabajaba en el gimnasio puedo decir que el período cuando había más gente haciendo ejercicio, era justo después de Navidad y después del verano. Esto podría confirmar la teoría de que comemos más en estas épocas aunque no estemos motivados por el hambre fisiológico.

A continuación expondré unas ideas del trabajo del Dr. Guyenet, un magnífico investigador de la obesidad. Como te dije, el comportamiento alimenticio está determinado por una variedad de factores, como el hambre fisiológico y otros factores que entran en la categoría del comer no-homeostático.

Estos factores son reconocidos por unos módulos especializados del cerebro y enviados a un sistema de selección de acción central en el área mesolímbico (el sistema de recompensa); que a su vez determina si conjuntamente son causa para la acción. Si la respuesta es "sí", esos factores son enviados a los sistemas del cerebro que conducen directamente a los movimientos físicos involucrados en la búsqueda y el consumo de alimentos.

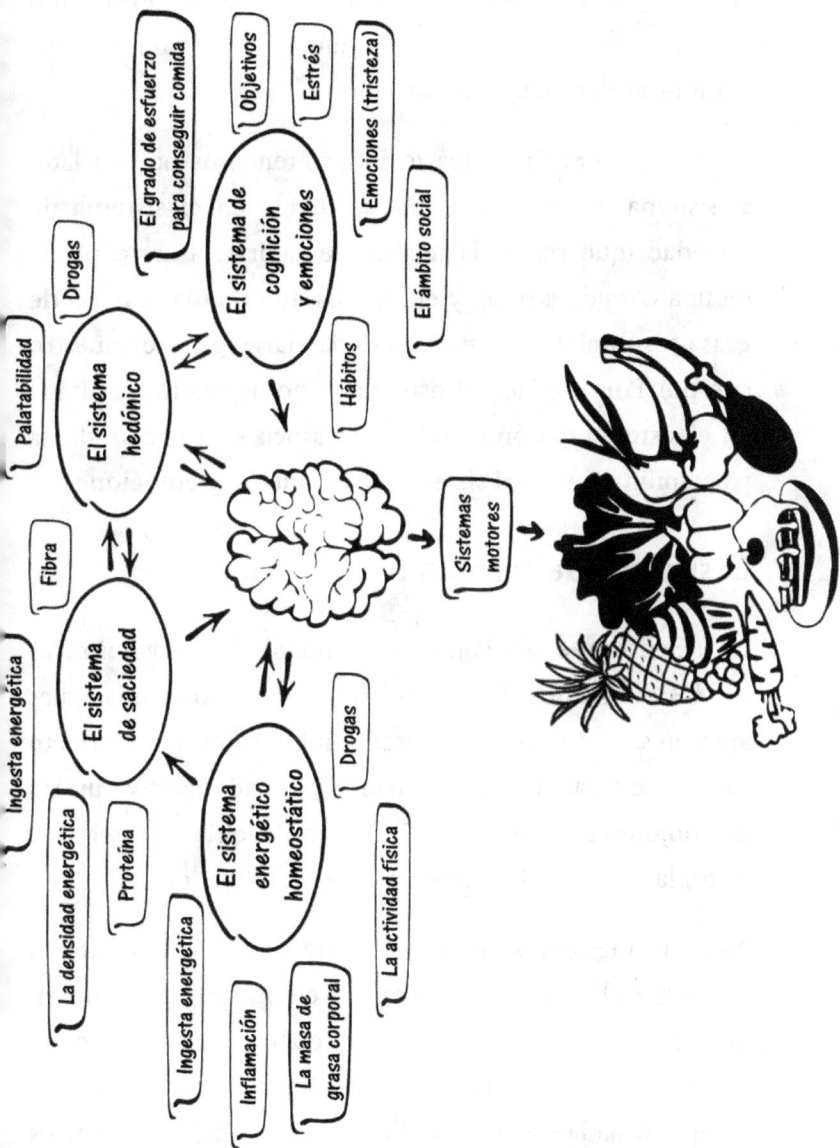

Figura - Ilustración inspirada por el trabajo del Dr. Stephan Guyenet.

Seguro que al ver todo este esquema, te ha impresionado observar todos los factores que determinan nuestro comportamiento de alimentación.

Como la figura de arriba lo indica, tenemos por un lado al sistema homeostático que se divide en **el sistema de saciedad** (que regula la ingesta de calorías a corto plazo, de una comida a otra), y **el sistema que regula la masa de grasa** corporal (la reserva de energía a largo plazo de nuestro cuerpo). Por otro lado el sistema no-homeostático se divide en **el sistema hedónico** (el placer asociado a la comida, la palatabilidad), y en **el sistema de cognición y emociones**.

El sistema de saciedad

La saciedad es evocada por las cualidades físicas y químicas de los alimentos ingeridos, que desencadenan señales aferentes al cerebro desde múltiples sitios en el tracto gastrointestinal.[8] En otras palabras el tracto digestivo utiliza un conjunto complejo de señales para "decirle" al cerebro el tipo y la cantidad de comida que hemos ingerido.

Asimismo tenemos un sistema muy complejo que intenta mantener el tamaño de la comida en un rango óptimo, ni demasiado grande ni demasiado pequeño. Hay que tener en cuenta que el estómago de un adulto tiene una capacidad de aproximadamente 2 – 4 litros, y la mayoría de nosotros nos sentimos completamente llenos mucho antes de que el estómago se llene.

Además, hay una variedad de péptidos gastrointestinales (que son secretados cuando la comida pasa a través del estómago y el intestino delgado) que tienen muchas funciones en el cuerpo, pero una de ellas es comunicarle al cerebro el tipo de comida que hemos ingerido, por ejemplo las proteínas, las grasas, los carbohidratos.[9]

Como es lógico, en este punto, te preguntarás ¿**qué propiedades de los alimentos determinan la saciedad?**

Sólo vamos a destacar los puntos más importantes dado que el objetivo no es entrar en temas tan complejos.

Como hemos comentado, el sistema de saciedad está diseñado para asegurarse de que el cuerpo recibe suficiente energía de una comida particular (aislada). El factor primario, a que este sistema responde a priori, son las calorías. Cuantas más calorías comas en esa comida, se entiende que más lleno te sentirás.

Sin embargo esto no es tan simple, y sí que hay otros factores que influencian este sistema. Algunos de los factores que determinan la saciedad más allá de las calorías, han sido identificados e investigados por Susanne Holt y sus colegas en un estudio llamado "El índice de saciedad de los alimentos comunes", en inglés llamado "A Satiety Index of Common Foods".[10]

Pensándolo mejor, seguro que hay varios tipos de alimentos que te sacian mejor que otros. El índice de saciedad se refiere a la "cantidad" de saciedad que produce un alimento. Los factores determinantes fueron la **densidad energética**, que se refiere al número de calorías por un gramo de alimento, y la **palatabilidad**. Cuanto menor es la densidad de energía, mayor será el índice de saciedad, y al revés, cuanto mayor sea la palatabilidad, menor será el índice de saciedad.

La ciencia ha confirmado que la palatabilidad y la densidad energética son los factores principales que influyen en la ingesta de alimentos de una comida a otra.[11,12,13,14,15]

En un estudio muy interesante, realizado por el investigador de Castro (2000) y sus compañeros, de 564 personas que vivían sus vidas normales, se demostró que las personas comen un 44 % más calorías en las comidas identificadas con un grado alto de palatabilidad (muy apetecibles), en comparación con las comidas que tienen un grado medio o bajo de palatabilidad.[16]

Una cosa a tener en cuenta es que la densidad energética tiene un fuerte impacto en la cantidad de calorías que se consumen en una comida, porque cuanto más volumen ingieres por caloría, hasta cierto tiempo, más lleno te sentirás por caloría. Unos ejemplos de alimentos con una alta densidad energética son los aceites, las grasas, los dulces, el bacon, las nueces, las salchichas; y los alimentos con una baja densidad energética incluyen las frutas, huevos, patatas, verduras, copos de avena, mariscos, las carnes magras.

Otros dos factores que tienen una gran influencia en el grado de saciedad, son la **proteína y la fibra**. En definitiva cuanta más proteína y/o fibra tenga un alimento, mayor será el índice de saciedad. Sin embargo cuanto más grasa tenga un alimento menor será el índice de saciedad.

La grasa es menos saciante porque es más apetecible (alto grado de palatabilidad) y también ocupa menos volumen que otros nutrientes, pero esto puede ser evitado si la grasa, por ejemplo el aceite de oliva, es consumida en un contexto de baja densidad energética como puede ser una ensalada.

Alimentos con un bajo índice de saciedad (algunos ejemplos):

- Pasteles
- Galletas
- Pan blanco
- Grasas añadidas
- Dulces
- Helados

Alimentos con un alto índice de saciedad (algunos ejemplos):

- Carnes magras
- Mariscos
- Patatas
- Huevos
- Frijoles
- Frutas

El sistema que regula la masa de grasa corporal

A continuación te hablaré de la segunda pieza del gran puzle que forma el sistema homeostático.

Antes te hablé de esto, exactamente del punto de ajuste que regula la masa de grasa corporal a largo plazo, llamado también el termostato interno. En este punto sabes que a nuestro cuerpo le encanta mantener el equilibrio, y aunque tendrás días en los que comas menos comida y hagas más ejercicio, y otros en los que seas el rey de tu sofá y encima comas a tope, este sistema, si está funcionando en condiciones óptimas, ajustará, por ejemplo, al cabo de 2 semanas, la energía que entra en el sistema a la que sale del sistema.[17]

Desde hace tiempo, la ciencia ha demostrado que el único órgano en el cuerpo que regula la masa de grasa corporal, es el cerebro, principalmente en la parte llamada el hipotálamo.[18]

En comparación con el sistema de saciedad, que regula la ingesta de energía a corto plazo, entre comidas, el sistema homeostático estabiliza la masa de grasa del cuerpo midiendo la cantidad de grasa corporal y ajustando según el mensaje que recibe, la ingesta de comida y el gasto energético. Esto ocurre a largo plazo, en días, semanas, meses y no en minutos y horas.

Quizás un pequeño aspecto interesante, es como se relacionan los sistemas entre sí. Por ejemplo, si a lo largo de una semana comes muy poca cantidad de comida por cualquier razón, saltará la alarma de este sistema que regula el balance de energía y por lo tanto va a influenciar en el sistema de saciedad, de tal forma que en los siguientes días tendrás mucha más hambre que lo normal y un alto deseo de buscar alimentos.

Siguiendo con el mismo ejemplo, en la semana que comes muy poco, tu nivel de grasa bajará y por lo tanto bajará también el nivel de la leptina. Como tu cerebro tiene ese termostato interno llamado "punto de ajuste", luchará para volver otra vez al nivel de leptina anterior, por lo tanto al nivel de grasa donde tu cuerpo se sentía "cómodo".

La pequeña conclusión de esto es que el cuerpo siempre luchará para estar en el rango del punto de ajuste.

Sé que en este punto me dirás: "Pero Dan, yo cada año parece que engordo un poquito más y mi punto de ajuste no hace nada." O sea la gente engorda cada vez más y parece que el termostato interno es sólo un cuento de hadas.

Pues nuestro "pobre" sistema homeostático no ha sido quizás programado para este mundo tan moderno en que vivimos ahora. Quiero decir que este sistema no funciona correctamente en este entorno moderno, donde puedes conseguir un montón de comida (la comida basura sobre todo) en 2 minutos, mientras estás sentando en tu coche, pidiendo en un restaurante de comida rápida.

En comparación con el entorno primitivo donde la comida era difícil de conseguir y se consumían alimentos enteros no procesados, donde el sistema que regula la masa de grasa corporal no tenía que trabajar tanto para mantener el nivel en el rango óptimo, hoy en día la ingesta de calorías está fuertemente influenciada por lo factores no homeostáticos.

Un problema, que igual te estas planteando, es cuando año tras año el punto de ajuste sube y no lo tienes igual que hace 5 años. Es entonces cuando te preguntas si este sistema te funciona bien o no. Y dado el resultado de la ganancia de grasa corporal, parece verdad que tu punto de ajuste es cada vez superior.

Anteriormente hemos hablado de la resistencia a la leptina en el cerebro y además está demostrado que esta resistencia está asociada (junto con otros factores) a la obesidad en los humanos. Repitiendo la teoría, la resistencia a la leptina se podría explicar en el sentido de que el cerebro no escucha o no recibe la señal de la leptina. Es entonces cuando el cerebro piensa que te mueres de hambre (porque no recibe la señal), y necesita subir la masa de grasa corporal para que el hipotálamo "esté tranquilo". Por lo tanto la resistencia a la leptina significa un mayor punto de ajuste.

Como hemos comentando antes sobre las causas de la resistencia a la leptina, querría añadir que una causa es la inflamación en el hipotálamo, y que la inactividad física puede subir este punto de ajuste.

Está demostrado que el ejercicio físico ayuda a mantener la sensibilidad a la leptina.[19,20] En el círculo virtuoso explicaré por qué es importante hacer ejercicio físico y sobre todo hacerlo de manera inteligente.

El sistema hedónico

Seguimos con la serie y entramos en otra categoría, exactamente en el sistema del comer no – homeostático. Estamos en esta parte del libro, en un punto bastante sensible, ya que casi todo el mundo relaciona el comer con el placer. Este sistema, el hedónico tiene que ver con el placer.

El placer de la comida se determina por la actividad de los circuitos, en su mayoría en el sistema mesolímbico y el tronco cerebral, que también a su vez responde a otras áreas de nuestro cerebro que perciben las cualidades sensoriales de los alimentos y los compara con las preferencias alimenticias pre-existentes. En otras palabras, este sistema hedónico nos da una buena sensación cuando ingerimos alimentos que considera valiosos, y lo hace de manera que en parte libera una serie de compuestos llamados opioides endógenos, conocidos como endorfinas.[21,22]

¿Será este sistema el que ha influido en la tasa de la obesidad de hoy en día?

La respuesta a esto no es muy difícil.

Hablamos del término palatabilidad, y como hemos comentando antes, la palatabilidad es un factor que influye en la ingesta de alimentos. Sin embargo también hemos dicho que cuanto mayor el grado de palatabilidad menor será el índice de saciedad.

Según el autor David Kessler, nuestro sistema homeostático está bajo un "ataque" sostenido, y habrá que entender por qué el comer promueve más comer.[23]

Cuando los científicos se refieren a una comida como sabrosa (el grado de palatabilidad), se refieren principalmente a la capacidad de estimular el apetito y que nos incita a comer más. Sin duda la palatabilidad involucra el gusto (el sabor) pero crucialmente también involucra la motivación de perseguir ese gusto. Este es el motivo del por qué queremos más.

No es difícil de imaginar que el placer asociado al consumo de alimentos es un determinante importante de la ingesta de alimentos, sobre todo entendiendo los neurocircuitos que subyacen a la palatabilidad.

Cuando ingerimos alimentos con una palatabilidad excesiva, hay que saber que ese grado tan alto suprime y/o anula la saciedad, haciéndonos comer mucho más allá de las necesidades de energía. Se hicieron muchos experimentos sobre esta cuestión, por ejemplo, vamos a ver un experimento donde las ratas han sido "las protagonistas". Al dejar la rata en una jaula con libre acceso a la comida normal, esta comía hasta el punto de plenitud, consumiendo toda la energía que necesitaba en base al hambre. Sin embargo, si se esperaba a que la rata comiera en función de su hambre (hasta la saciedad), y después introducían en su jaula comida altamente apetecible como salami o caramelos, observaron que la rata de repente "tenía más sitio" en su estómago y comía hasta más allá del punto de plenitud.

Haciendo una comparación con este estudio, todos conocemos este mecanismo, que de hecho se conoce como "el efecto postre". No me digas que no es verdad.

¿Cuántas veces te ha pasado, que después de cenar hasta la saciedad, no hayas rechazado nunca ese trozo grande y delicioso de tarta o helado?

Sí, eso sucede en parte mediante la acción de las endorfinas en el sistema mesolímbico, que son una señal para seguir comiendo un alimento preferido más allá de las necesidades energéticas.[24,25]

Muchos estudios de ensayos controlados han confirmado que la gente come más comida si sabe mejor.[26,27,28]

¿Será todo esto por culpa de los alimentos modernos?

En su libro "The end of overeating" (El final del comer en exceso), el autor David Kessler relata que normalmente los alimentos más sabrosos y apetecibles contienen una combinación de azúcar, grasa y sal. Esta comida moderna, sobreestimula nuestras vías hedónicas, que originalmente evolucionaron para mantenernos bien nutridos, sin embargo hoy en día juegan un papel muy distinto y tienen que ver con la obesidad.

Imagínate el placer del sabor de un buen batido frio y cremoso, el aroma de un pastel de chocolate, la textura de las alas de pollo crujiente en salsa de mostaza y miel. Estas son algunas propiedades sensoriales que estimulan el apetito. ¿Qué nos hace desear este tipo de comida con tan sólo imaginarla?

Es la estimulación, o bien la anticipación de aquella estimulación, en lugar del hambre fisiológico, que nos hace comer aunque ya estemos sin necesidad de reponer calorías.

Los científicos confirman que hay ciertas preferencias que son innatas y otras que se adquieren. Por ejemplo es muy probable que las preferencias innatas sean: la dulzura, la grasa, el almidón, la densidad calórica, la sal, la ausencia de amargura y el glutamato libre (umami).[29,30,31]

Nuestra preferencia para la dulzura no es ninguna sorpresa. Los recién nacidos que reciben gotas de una solución de sucrosa y agua, exhiben el placer con sus expresiones faciales. Y cuanto más dulce la solución, más la prefieren.[32]

Volviendo a la combinación "mágica" de azúcar, sal y grasa no es ya ninguna sorpresa saber que casi todos los alimentos procesados llevan esta combinación de alguna manera. La industria alimenticia sabe esto y se aprovecha de nuestro sistema hedónico.

Para demonstrar mi afirmación vamos a ver un estudio muy interesante del National Institutes of Health donde los investigadores escogieron sujetos masculinos con sobrepeso y los pusieron en un "espacio" donde la ingesta de estos podría ser monitorizada. Durante los primeros días los sujetos fueron alimentados con alrededor de 3000 kcal, siendo la cantidad necesaria para que mantuvieran su peso. La "dieta" contenía un 50 % de carbohidratos, 30 % de grasa, y 20 % de proteínas. A los participantes del estudio, se les permitió después comer lo que querían de las 2 máquinas expendedoras gratis, que contenían una variedad de entrantes y aperitivos. Tenían libre acceso, las 24 horas del día, a los alimentos de las máquinas como carnes, queso, pan, tortillas y frijoles, cereales, pasteles, postres, patatas fritas, palomitas, frutas, vegetales, nueces, y bebidas. Se les pidió a los hombres a seguir sus patrones de alimentación típicos en la mayor medida posible. No es muy difícil adivinar lo que pasó. Al tener la oportunidad de comer lo que les apetecía sin restricción alguna, los participantes comieron alrededor de 4500 kcal al día, que significa el 150 % de las necesidades de mantener su peso estable. En general alguno ha comido más que otro, e ingirieron más grasa y menos proteínas durante este periodo sin restricción. Esto demuestra que en presencia de alimentos con cantidades altas de azúcar, grasas y sal, muchos de nosotros comerán en exceso sobre todo cuando se nos da una gran variedad y grandes porciones.[33]

Sin duda los seres humanos somos unas "maquinas" increíbles y somos adaptables. Aquí me refiero a que tenemos una gran capacidad para aprender, y la comida forma parte de esto. Básicamente, quiero decir que podemos adquirir un gusto por algo cuando un alimento contiene una propiedad inherentemente preferida, repetidamente emparejada con un nuevo conjunto de propiedades.[34,35,36]

Un ejemplo común, utilizado por los investigadores para explicar esto, es la col de Bruselas. Si vas a cocinar las coles de Bruselas con grasa, es muy probable que adquieras gusto por las coles de Bruselas en el tiempo. Pues como ya hemos comentado, la grasa es una propiedad inherente preferida por el cerebro, y cuando la relacionas con las coles de Bruselas, simplemente se vuelven más apetecibles. No sé si alguna vez has probado las coles de Bruselas hervidas, sin más. Pues te digo, comerlas así sin más, no da gusto, porque además de ser muy bajas en calorías, también tienen un sabor amargo. Así se explica cómo el cerebro favorece el consumo de alimentos que se ha determinado, basándose en una experiencia previa.

Otro aspecto interesante es cómo actúan las drogas que contienen ciertos alimentos y bebidas sobre nuestro sistema hedónico. Vamos a ver por ejemplo el café y la cerveza (el alcohol). El sabor amargo del café y de la cerveza no gusta a nadie la primera vez, pero todos acabamos enganchados y al final disfrutamos consumiendo tanto café como alcohol. La calidad innata que nos lleva a adquirir un gusto tanto por el café como por el alcohol es la droga que contienen. Pues bien, la droga actúa y estimula en exceso nuestro sistema hedónico y el sistema de recompensas, haciéndonos volver a consumir y a veces sin límite.

El sistema de cognición y emociones

Después de entender el sistema hedónico que tiene que ver con el placer de la comida, ¿no te parece que falta algo más?

Pensándolo mejor, no es difícil adivinar que quizás hay algo más que influencia nuestra ingesta de alimentos y bebidas, y que además no tiene nada que ver con el hambre fisiológico ni con la necesidad de reponer calorías.

Algunos de los factores que entran en la categoría de cognición y emoción, son factores como las emociones, la influencia de los hábitos, el estrés, los objetivos propuestos, el ámbito social, el grado de esfuerzo necesario para conseguir comida.

Estos factores son determinantes y cada vez juegan un papel más importante en nuestras vidas.

A la hora de perder peso, la gente en general no da importancia a esto, y casi en todos los casos el objetivo fracasa sobre todo por no entender y no hacer caso a estos factores.

Vamos a empezar primero **por los hábitos** a la hora de sentarse a la mesa.

¿Cuántas veces has desayunado o comido cuando no tenías hambre, sólo porque era la hora de esas comidas?

Siempre dije que nuestros hábitos determinan nuestro peso y la salud en el tiempo. Podemos decir que la influencia de los hábitos en nuestra vida es profunda, y la mayoría de los comportamientos, como la selección de alimentos, es impulsada por los hábitos.

Vamos a ver un experimento muy interesante que se llevó a cabo en el año 1998 con pacientes amnésicos y que demuestra el poder que tienen los hábitos, o las señales del tiempo. Los investigadores les dieron a los pacientes una comida y dijeron que era la hora de comer, y esos pacientes comieron toda la comida. Al cabo de 15 minutos, cuando los pacientes ya habían olvidado que habían comido, los científicos les llevaron una segunda comida completa y dijeron otra vez que era la hora de comer. 15 minutos más tarde repetían la acción con una tercera comida, y sorprendentemente algunos pacientes comieron también esa tercera comida.[37]

Sin duda la conclusión de este estudio es que, aunque el sistema de saciedad de estos pacientes haya empezado a actuar, el poder del comportamiento automático impulsado por la señal de la hora de comer, les hizo ingerir más del doble de la ingesta habitual de calorías.

La actividad en el cerebro está estimulada no sólo por la comida en sí, sino también por las señales que indican que la comida está cerca. Por ejemplo, primero tenemos que aprender a través de la experiencia, que una señal está vinculada a una comida específica. Una vez que pasa esto, la señal de la comida genera la respuesta de la dopamina, en lugar de la comida en sí. Asimismo la señal llega a ser el disparador del deseo, y por lo tanto nos hace actuar.

Esto se llama "el estímulo condicionado", un término interesante descrito por el mismo autor David Kessler.

Para explicar esto más a fondo, la historia de Pavlov y su perro es el mejor ejemplo. El experimento, del científico ruso Pavlov, era demostrar que si hacía sonar una campana al mismo tiempo que le daba comida a su perro, el animal aprendería a asociar el sonido de dicha campana, con la comida. Finalmente el animal, empezaba a babear y a secretar saliva al sonido de la campana, aunque no venía acompañado por la comida.

El estímulo condicionado puede ocurrir rápidamente. Fíjate en este otro estudio donde a las personas se les dio un tentempié o bocadillo, alto en azúcar y alto en grasa, durante cinco mañanas consecutivas.

Lo más interesante es que, durante los próximos días, ellos quisieron algo dulce (parecido al bocadillo) aproximadamente a la misma hora cada mañana que habían sido alimentados en el estudio, a pesar de no haber tenido la costumbre de tomar un bocadillo o tentempié anterior a ese tiempo.[38]

El problema aparece cuando una conducta alimentaria se convierte en hábito.

Los hábitos se desarrollan cuando unos estímulos familiares activan las vías neuronales bien establecidas, que producen comportamientos repetitivos. Las mismas señales nos llevan a reaccionar de la misma manera.

Hablando de la comida altamente estimulante, con el tiempo, el simple hecho de comer algo gratificante (como la comida basura), crea una respuesta automática.

Para entender esto, vamos a imaginarnos una situación bastante común en nuestras vidas. Imagínate que al llegar a casa del trabajo, por la noche, pensamos en comer algo, y sabemos que tenemos pizza congelada y también que es altamente gratificante. Por lo tanto este primer paso, se llama el objetivo de comportamiento dirigido y además somos conscientemente conducidos por la recompensa.

Si esto pasa durante días, el proceso mental cambia. Esto se transforma en un hábito impulsado por el comportamiento. Ya no estaremos motivados por el deseo consciente por la pizza, sino que al llegar a casa buscaremos la pizza congelada para hacerla, porque es un hábito. Sin duda la dopamina tiene protagonismo, dado que influye en ambos tipos de comportamiento. Asimismo podemos decir que, cuando se trata de comida, estamos siguiendo una secuencia de "pasos de comer", que se ha escrito en los circuitos de nuestro cerebro.

Sé que suena bastante mal, pero no seamos negativos. La formación de los hábitos tiene el potencial para el bien también y lo verás en breve en El Círculo Virtuoso.

Las emociones tanto positivas como negativas también influyen y "alteran" nuestra ingesta de alimentos.

Por ejemplo por un lado se piensa que a todos nos gustan los alimentos dulces, pero no somos todos iguales. En parte, nuestras preferencias son influenciadas por lo que nos ha sucedido en el pasado. De alguna forma una historia de nuestra experiencia personal "da" una carga emocional a determinados alimentos y esas emociones se alojan en nuestra memoria.

No es difícil, para nadie, pensar en un ejemplo sobre lo que hemos expuesto más arriba. Imagínate que hace tiempo hayas compartido con tu familia una tarde feliz donde habéis comido por ejemplo el Pastel de Belem. Si te han gustado mucho estos pasteles, seguramente vas a relacionar emocionalmente el pastel con la familia y ese sentimiento de bienestar. De alguna manera, después de un tiempo si vas a pasear por la calle y te encuentras con una pastelería y encima vas a oler esos pasteles recién salidos del horno, esa señal va a desencadenar el recuerdo y por lo tanto el recuerdo estimulará el deseo. Las circunstancias que una vez rodearon el acto de comer un alimento altamente gratificante se convirtieron en el centro de una experiencia emocional.

El ejemplo más claro todavía es cómo la gran industria alimentaria nos vende ciertos alimentos en la televisión. Exactamente no nos están vendiendo ni alimentos nutritivos ni satisfacción. Nos venden emociones. Una compañía que fabrica pizzas congeladas se publicita en la tele como un sentimiento de bienestar que tenemos en familia, acompañado por una pizza. Nos venden la emoción de la felicidad, introduciendo la pizza en esta ecuación de una forma fraudulenta. Nos venden la pizza como "el sabor que junta a toda la gente querida".

La tristeza, la ira, el estrés, son también emociones que pueden conducir al consumo de alimentos en personas susceptibles y pueden hacerlo en parte de manera que incremente la búsqueda de recompensas para combatir esas emociones negativas.

Sin embargo, he tenido la oportunidad de trabajar con personas, que al experimentar estrés y tristeza, comían cantidades enormes de comida basura y también personas del otro extremo que simplemente saltaban comidas o comían muy poco. En el año 2007, la Asociación Americana de Psicología reportó que el 47 % de los estadounidenses comen en exceso cuando están estresados mientras el 36 % de la población se salta una comida.[39]

No menos importante es también nuestro entorno social. Por lo tanto, quien forma tu entorno social podrá influenciar tu ingesta de alimentos y bebidas y de hecho el comer y beber son parte de la propia socialización. Aunque las investigaciones demuestran que una persona que come con seis o más personas va a ingerir aproximadamente el doble de calorías que una persona que come sola, también sabemos que hay personas que "se inhiben" cuando están en público.[40]

También, un factor que influencia mucho en esta categoría es simplemente el grado de esfuerzo necesario para conseguir un alimento. Todos conocemos la situación pero no le damos mucha importancia. Digamos que para comer un alimento tienes que estar motivado o tener hambre fisiológica como para hacer un esfuerzo y conseguir dicho alimento.

La cosa cambia cuando por ejemplo, en la mesa de tu oficina del trabajo tienes una bandeja de donuts. Vamos a suponer que los donuts te gustan. Como encima es un alimento altamente gratificante, posiblemente acabarás comiendo cada día de esa bandeja si los donuts están a una distancia de sólo estirar el brazo. Incluso pequeños aumentos en el grado de esfuerzo pueden tener un impacto significativo en la ingesta.[41,42]

Las investigaciones demuestran que la diferencia de colocar una bandeja de aperitivos a unos 140 cm de distancia de una persona en vez de 20 cm de distancia, conduciría a una menor ingesta.[43]

Aceptación

No te conozco, no sé si eres mujer u hombre, no sé si eres chica o chico. Ni siquiera sé si eres gordo o flaco. ¿Quién dice que estar esquelético es saludable? y ¿quién dice que tener formas es estar propenso a varias enfermedades?

¿Es mejor aprender a nutrirte o hacer dieta?

Quizás todas estas preguntas te harán pensar un rato. No sé si te has dado cuenta, pero este libro es para ti y sobre ti, no sobre mí. He recogido informaciones y he expuesto mi experiencia para hacerte "ver".

Sin duda en nuestra cultura se le da una gran importancia al culto del cuerpo, siendo especialmente presionado el género femenino. En una comunicación presentada en el Congreso Nacional de la Sociedad Española de Psiquiatría y Psicoterapia del Niño y del Adolescente del año 2000, se investigó la relación entre la imagen corporal percibida y los trastornos alimenticios.[1]

Un dato quizás alarmante, es que los factores culturales y sociales tienen cada vez más responsabilidad frente al incremento de los trastornos alimenticios, siendo más visible en adolescentes y jóvenes. La presión que conlleva a estos trastornos es la existencia de un ideal de belleza, establecido y compartido en la sociedad.

Cada vez más, los medios de comunicación juegan un papel importante, ya que a través de estos medios el marketing de la belleza impone ciertos patrones de belleza influyendo a cada uno de nosotros.

De alguna manera todas las personas intentan adaptarse al dicho modelo "ideal", pero en esta cultura de la delgadez se está ejerciendo una presión mayor sobre las mujeres que sobre los hombres. En el dicho estudio, las investigadoras Carmen Maganto y Soledad Cruz, exponen que las adolescentes (mujeres) tienden a relacionar el bajo peso con la belleza, y también el éxito y la aceptación social con la delgadez.

La muestra de este estudio estaba compuesta por 200 chicos y chicas con edades comprendidas entre 13 y 17 años, alumnos de centros educativos con un nivel socioeconómico y académico medio alto. Las conclusiones del estudio relatan que la distorsión y la insatisfacción son una cuestión de genero con una frecuencia superior en el sexo femenino que en el masculino. Por otro lado los adolescentes (chicos) apenas distorsionan su imagen corporal, mientras que la mayoría de las chicas si lo hacen. La distorsión de la imagen corporal es una cuestión preferentemente de género, el 90 % de las chicas se perciben más gordas de lo que realmente están. También se distingue que el nivel de distorsión es superior en las mujeres con trastornos alimenticios que sin ellos.

Hasta ahora supongo que la prioridad en tu vida ha sido otra, menos tu salud y tu cuerpo. Has tenido que estudiar fuerte para aprobar los exámenes, incluso quedarte más horas en el trabajo para poder acabar lo que te exigían, has aguantado a tu jefe sólo por miedo a no perder tu trabajo, y te has olvidado de lo más importante: DE TÍ.

No te enseño a ser egoísta pero quizás con la salud si deberías ser egoísta. Si tú tienes salud e irradias felicidad, podrás ayudar a los demás a conseguir lo que tú tienes.

Y tampoco quiero juzgarte por tus elecciones porque todos hemos hecho lo mismo.

Si tienes sobrepeso no significa que eres una mala persona. Esto es simplemente un resultado de tus hábitos diarios. Tus cosas de día a día te han hecho llegar hasta aquí. Por suerte todo esto puede cambiar.

Has tomado una buena decisión en adoptar tu propio Círculo Virtuoso y yo estoy aquí para apoyarte en tu decisión en cuanto a tu salud y a tu aspecto corporal.

Pensándolo bien, es verdad que los kilos de grasa extra que tenemos no nos sirven para nada. Simplemente son un resultado no favorable de las dietas que hemos seguido, comida basura, comidas de trabajo, en otras palabras malas decisiones.

Hablar contigo mismo y decirte que es el momento de empezar por el camino correcto no es cuestión de locos.

> **Sé el cambio que quieres ver.**

No estoy de acuerdo con los cánones de belleza creados por la sociedad. Las chicas y los chicos que salen en las revistas de moda han llegado a tener ese cuerpo a base de técnicas no muy saludables y con la ayuda de la tecnología del ordenador.

Ahora bien, adelgazar puede ser un camino hacia un mejor estado de salud para tu organismo, eso si tienes sobrepeso o sufres de obesidad.

Con cada kilo de grasa extra, tu cuerpo "está obligado" a crear 22 kilómetros de nuevos vasos sanguíneos. ¿Te imaginas qué trabajo (presión) extra le das a tu corazón?, realmente "obligas" al corazón a bombear con sangre los capilares de cada kilo de grasa. Es quizás por este motivo (junto con otros) que las personas que tienen sobrepeso y/u obesidad están más propensas a sufrir enfermedades cardiovasculares. Como lo dije más arriba todo esto puede cambiar, y aquí sí que hay un camino hacia una mejor salud. Al quemar un kilo de grasa también se destruyen los capilares que le alimentaban con sangre y de este modo le "quitas" un poquito de trabajo duro a tu corazón.[2]

Tener más salud debería ser tu nueva identidad, bajar esos kilos de grasa, que no te sirven para nada, debería motivarte.

Además de adoptar una mentalidad de crecimiento, es importante dar el paso hacia la Aceptación. Tendrás que aceptarte tal y como estás ahora. La culpa la tiene la sociedad de alguna manera, ya que desde pequeños nos dicen que los que son más gordos son malos o feos. Y esto no tiene por qué ser así. El peso no tiene nada que ver con la belleza exterior e interior. Ser obsesivo con el peso no lleva a ningún lado, además la báscula nunca dice la verdad.

Una de las cosas más curiosas que me ha pasado con mis clientes ha sido a la hora de la valoración corporal. Aunque hayan cambiado la composición corporal a lo largo de un mes, el peso total que ponía la báscula les desmotivaba por completo. Pensaban que un número define como nos sentimos y como está moldeado nuestro cuerpo. Para que me entiendas mejor aunque los clientes habían perdido en un periodo de un mes un kilo de grasa corporal y habían ganado un kilo de musculo, aunque habían perdido medio centímetro en la cintura y otro medio centímetro en las caderas, seguían fijándose en el número total de una báscula normal y corriente. Estas personas habían mejorado su composición corporal y aun así estaban obsesionadas con el peso de la báscula. Y justamente estas personas venían con una mentalidad típica de las dietas, donde el número total de la báscula, es el rey del mambo; claro, para los que siguen dietas de moda les da igual si pierden musculo o grasa, lo importante es perder.

¿Por qué es importante aceptarte y sentirte mejor contigo mismo?

Aceptarte tal como eres, y ver las cosas maravillosas que aportas a este mundo será un pequeño paso en la lucha con la comida y también con la autoestima.

Supongo que si has seguido algunas dietas, estás comiendo muy poca cantidad de comida, por miedo a no engordar. Pero la cuestión negativa es que estás actuando justo al revés de cómo deberías actuar. Satisfacer tu verdadera hambre fisiológica es una de las llaves para adelgazar, claramente ayudándote de nutrición inteligente.

Si comes una vez al día pensando que vas a adelgazar te equivocas. Saltándote comidas sólo lleva a comer muchísima cantidad de comida (más tarde) porque tendrás un hambre tanto fisiológico (orgánico) como emocional y también favorecerá la pérdida de tu masa muscular, se ralentizará tu metabolismo y aumentarás la cantidad de grasa corporal. Horrible, ¿verdad?

Otro error muy importante es que pensamos demasiado si gustamos a los demás. No seas demasiado crítico contigo mismo, porque no te llevará a ningún lado. Si dejarás de ser crítico contigo mismo, tendrás más energía positiva de pensar en el camino y el objetivo hacia dónde quieres llegar.

Si vas a aceptarte tal y como eres ahora, esto no significa aceptar "una derrota" y vivir así para siempre. Esto significa que partirás desde un punto en el que aceptas tu cuerpo, un punto en el que te das cuenta de que tus hábitos te han hecho llegar hasta aquí, pero estarás más tranquilo contigo mismo y te darás cuenta que sonreír y sentirte bien no tiene nada que ver con el número que la báscula nos indica.

Es demasiado fácil caer en la trampa del círculo vicioso destructivo, donde la excesiva preocupación por la imagen corporal se apodera de tu mente y trae como resultado la realización de dietas extremas. En una revisión bibliográfica del año 2013 de la Universidad Católica de San Antonio, algo más reciente que el estudio mencionado más arriba, se comenta que estos ideales de "belleza" basados en modelos casi irreales conllevan a una mayor insatisfacción con la imagen corporal y a una menor valoración del autoconcepto físico, suponiendo una mayor "presión" sobre las mujeres adolescentes y jóvenes.[3]

La industria dietética "conoce este secreto", creado por el marketing y se aprovecha "ofreciendo" dietas milagro que acaban dando sólo desventajas a corto y largo plazo.

El paso para acabar con los actos compulsivos de comer, después de un período grande sin ingerir ningún alimento, es el de empezar a querernos, empezar a amarnos y aceptarnos tal y como somos ahora, porque sí que hay salida.

No te encierres en la jaula de las DIETAS

Esta palabra, dieta, la conoce todo el mundo. "Dieta" proviene del griego "dayta" que significa régimen de vida. De alguna manera, hoy en día, se le asoció a esta palabra una definición y un significado bastante concreto: cualquier sistema cerrado (cada uno con su nombre claro, como la Dieta Dukan) con unas indicaciones y pautas muy específicas, que supuestamente al seguirla te dará unos resultados que otras personas consiguen en años. Aquí me refiero a las dietas que han sido creadas sólo para ayudar a la población sana a adelgazar y no me refiero a las dietas terapéuticas.

He tenido la oportunidad de trabajar con bastantes clientes con el objetivo de ayudarles a reducir el tejido de grasa corporal y tonificar el cuerpo al mismo tiempo. Casi todas las personas con las que trabajé han solicitado mi ayuda, después de haber intentado adelgazar por lo menos cuatro o más veces, tomando como referencia las dietas de moda.

¿El resultado ya lo sabes, verdad?

Ninguna de estas personas, estaba contenta por el resultado producido en su cuerpo porque habían engordado mucho más que antes de empezar cualquier dieta. Y aún hay más, todas estas personas tenían problemas con la energía, la fuerza, falta de apetito sexual, el sueño y el tono muscular entre muchos otros factores.

Lo que me sorprende muchísimo es **¿por qué pusieron su salud en peligro y por qué volvieron a intentar después con otra dieta milagrosa?**

Seguramente el marketing está muy bien estudiado y nosotros confiamos a ciegas en "médicos" y profesionales de la salud que promocionan milagros. Lo hacemos todos, sin cuestionar nada. Te lo digo otra vez, te recomiendo que cuestiones e investigues todo.

El Círculo Vicioso – Destructivo

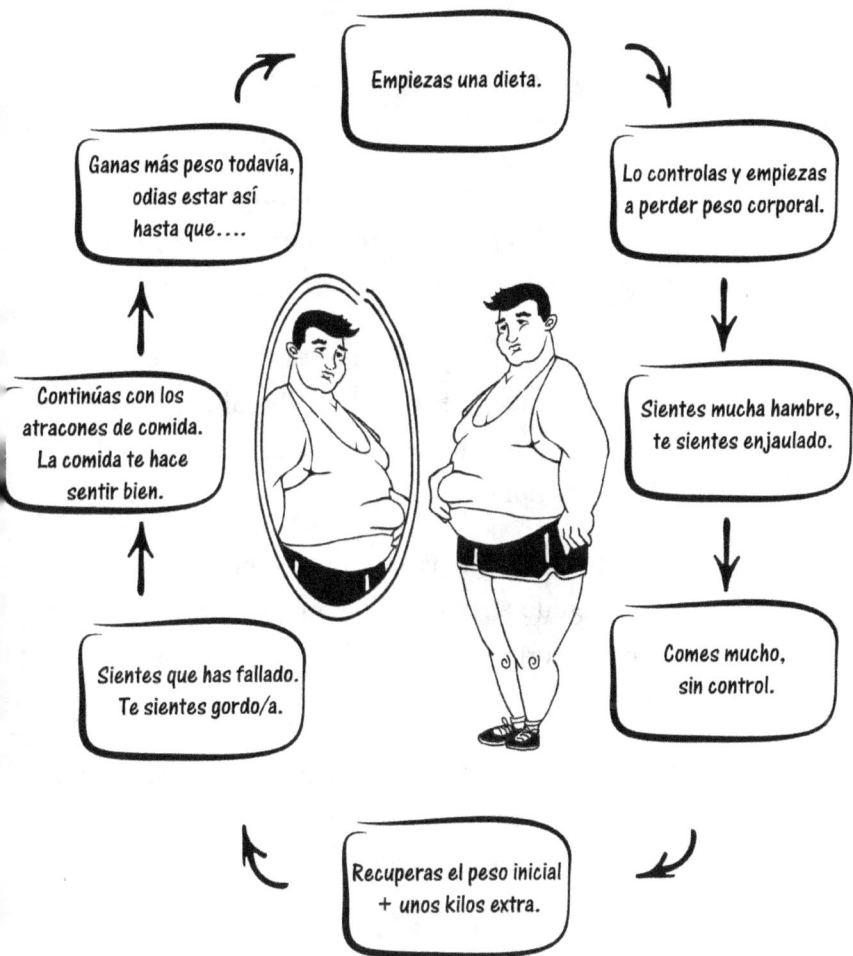

Empiezas una dieta.

Lo controlas y empiezas a perder peso corporal.

Sientes mucha hambre, te sientes enjaulado.

Comes mucho, sin control.

Recuperas el peso inicial + unos kilos extra.

Sientes que has fallado. Te sientes gordo/a.

Continúas con los atracones de comida. La comida te hace sentir bien.

Ganas más peso todavía, odias estar así hasta que....

Cuando empiezas cualquier dieta de moda, automáticamente entras en el círculo vicioso mencionado. Estás siguiendo el mismo patrón basándote en una sola experiencia que en un principio te dio una recompensa pequeña, sin embargo el resultado esperado nunca llega. Cada vez ganas más peso y tu salud se deteriora.

Este subcapítulo subraya ciertos **patrones nutricionales**, que siguen todas las personas que nunca tienen resultados, sin embargo repiten el mismo círculo destructivo.

Se puede decir sin miedo alguno que esto de las dietas es una industria muy grande que mueve mucho dinero. Las dietas están creadas para mantenerte en el mismo círculo vicioso del que no salgas nunca.

Existe muy poca evidencia de que las dietas ofrezcan un resultado sostenido a largo plazo y mejoras en la salud. Los estudios demuestran que el 90 – 95 % de las personas que siguen dieta para perder peso, lo recuperan.[1]

En realidad es triste que los profesionales de la salud sigan recomendando a las personas con obesidad métodos que científicamente y prácticamente no funcionan. Asimismo, deja de culparte a ti mismo por todo, quizás deberías culpar "a todo" lo que te han enseñado, o a lo mejor no te han enseñado cómo funciona nuestro cuerpo.

En otro estudio del año 2007, del Departamento de Psicología de la Universidad de California, los datos muestran que entre un tercio y dos tercios de las personas que hacen dieta recuperan más peso del que perdieron con dicha dieta.[2]

Un dato curioso pero no sorprendente, es el de la Encuesta Nacional de Salud del año 2011 – 2012 del Ministerio de Salud, España. Lo que se puede comprobar en los resultados, es el grado de obesidad que ha alcanzado el 17 % en la población adulta en España según el Ministerio de Sanidad, Servicios Sociales e Igualdad. Hay una prevalencia mayor en los hombres que tienen sobrepeso y obesidad con un 63,2 % en comparación con las mujeres que tienen un porcentaje de 44,2. Otra vez está muy claro que los métodos actuales no funcionan.[3]

¿Qué son exactamente las dietas?

Las dietas son sistemas cerrados de alimentación (planes de alimentación), creados para obtener un déficit calórico grande, a veces hasta 1000 kcal al día o mucho más. En otras palabras las dietas son creadas para restringir calorías, muchas calorías.

Asimismo estos planes se basan en comer menos cantidad de comida diaria, y muchas veces cogiendo todas las calorías diarias de un único alimento, o un solo grupo de alimentos (como por ejemplo el repollo, la dieta disociada, la dieta del tomate), o cogiendo todas las calorías diarias de dos grupos de alimentos (como la dieta ketogénica, donde se consumen sólo proteínas y grasas). También se utilizan dietas muy extremas como la dieta de la limonada.

Si preguntara al azar por la calle a una persona sobre cuál es el primer paso para adelgazar casi seguro me diría que debería comer poco y a lo mejor, después matarse con el deporte. Sí, todos creen que comer menos es la solución para perder peso. ¡Esto no es así! Esto es un mito grande sobre el cuál te diré la verdad.

Hasta ahora has pensado que comer menos te ayudará a deshacerte de tus kilos de grasa, los cuales de alguna manera han jorobado tu aspecto físico y tus capacidades físicas. Puede ser verdad, de esto que bajarías de peso si crearas un balance calórico negativo, y la "ciencia convencional" habla, de que tan sólo necesitarás un déficit calórico de 500 kcal al día, para que el resultado sea un adelgazamiento "saludable". Pero en este libro no nos centraremos en contar las calorías, porque como bien lo sabes, una caloría no es una caloría, y además hay muchos más factores que van a influenciar positivamente la pérdida de grasa corporal.

Otra pequeña parte de la verdad es que has "trabajado" duro (con tus hábitos), a lo mejor años, para conseguir este sobrepeso que tienes y como sabrás ya, la magia no existe, no podrás conseguir un cuerpo fitness siguiendo una dieta famosa, comiendo muy pocas calorías, y además en 7 días.

Comer menos calorías te llevará a ralentizar mucho tu metabolismo pero también afectará la memoria y la capacidad para pensar, la función de regeneración y reparación de los tejidos, la fertilidad tanto en el caso de las mujeres como los hombres, y otras más.[4]

Pasar al modo de inanición sólo te dará desventajas, o bien ya te ha dado desventajas si tú eres uno de los que ha probado las dietas con el objetivo de perder peso.

La mayor preocupación al empezar cualquier dieta es el miedo al peso. ¡Si! Reconoce que tienes un miedo tremendo a la báscula si alguna vez has seguido una dieta. Aun así, la gente se embarca en el mundo de las dietas con el objetivo de perder peso, y la báscula es una pobre unidad para medir la composición corporal y no ayuda a evaluar el estado de la salud.

Por ejemplo fíjate en la siguiente imagen.[5]

Todas las mujeres de esta foto pesan 70 kg. ¿Qué te parece?

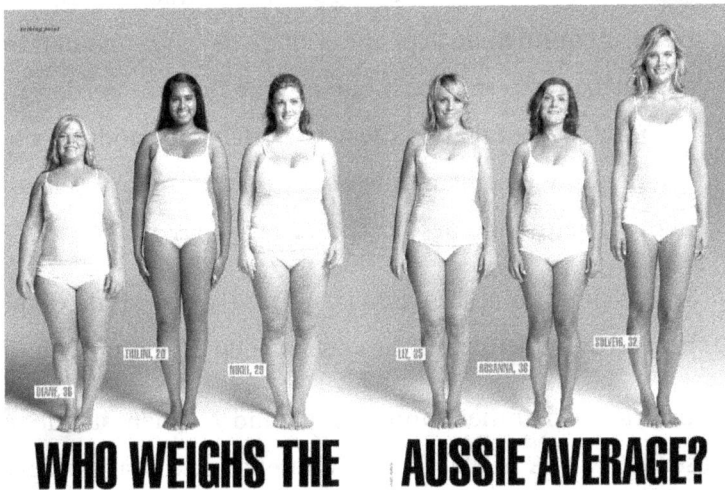

A simple vista impresiona saber que todas pesan lo mismo. Sin embargo una de ellas podría tener 57 kg de masa magra (huesos, músculos, órganos) y 13 kg de grasa corporal, y otra mujer de esta misma foto podría tener otra composición corporal totalmente diferente, como 45 kg de masa magra y 25 kg de grasa corporal.

Por esto mismo ahora ya sabes que el simple peso no aporta ninguna información con respecto a la masa magra y la grasa, y tampoco aporta información en cuanto al aspecto corporal.

Lo peor de todo al seguir una dieta típica donde hay que hacer restricción calórica es que se pierde mucho peso corporal, sí me has oído bien, se pierde peso corporal dentro del cual pierdes también el tejido súper valioso, la **masa muscular**. No he visto a ningún cliente mío, al empezar a trabajar conmigo en la primera cita, que tenga un buen tono muscular; y eso se debe a que los que querían perder grasa corporal, empezaban la dieta que estaba de moda en aquel momento, y efectivamente acabaron en un corto plazo de tiempo, perdiendo peso corporal y muchas otras cosas.

Sí han perdido cosas valiosas. Aun así, esa pérdida de peso no es sostenible ni tampoco eficiente en el tiempo.

La prioridad número uno para tu salud y tu bienestar debería ser LA MASA MUSCULAR. Mantener tu masa muscular e incluso, obligatorio diría yo, ganar más masa muscular, te dará los beneficios que tanto buscas: acelerar el metabolismo, tener un cuerpo más atractivo, moverte mejor y con más facilidad en tus tareas de cada día, y tener mayor autoestima. Aquí estoy refiriéndome tanto a los hombres como también a las mujeres.

El proceso de envejecimiento conduce a una pérdida de masa muscular y fuerza. En una revisión del Diario de Fisiología Aplicada del año 2009, los investigadores comentan que la masa muscular magra en general, contribuye a un 50% del peso corporal total en los adultos jóvenes, pero disminuye con el envejecimiento, hasta un 25% al alcanzar una edad de 75 a 80 años.[6]

En general los hombres adoptan una opinión positiva y entienden que más masa muscular les puede ayudar en muchas cosas y sobre todo que tendrán un aspecto físico mucho más atractivo y más fuerza. Pero las mujeres tienen ese miedo a la masa muscular desde siempre.

Mensaje para todas las mujeres:

La masa muscular os ayudará primero a ser más sexy y a tener mejor salud, junto con otros beneficios.

Y, sí, en realidad con la edad se pierde poco a poco este tejido tan valioso, la masa muscular, tal como has visto más arriba.

Sin duda, las mujeres tienen mayor riesgo de padecer osteoporosis, una disminución de la masa y la densidad ósea, y deberían preocuparse más por mantener la masa muscular o incluso aumentarla porque el resultado de esta pérdida de la masa ósea es la falta de fuerza y músculo.[7]

El típico consejo "come menos para adelgazar" no es muy efectivo ni favorable para adelgazar, sobre todo si restringes calorías y sobre todo si el resultado es que una vez hayas perdido peso también hayas perdido un buen porcentaje de la masa muscular.

Vamos a seguir más en detalle a ver **cómo te puede afectar la restricción calórica.**

Tal como también lo confirma el autor Mike Sheridan, la restricción calórica resulta en un metabolismo más lento. Alrededor del 75 % de nuestro gasto energético total, está determinado por la Tasa Metabólica en Reposo, por lo tanto una tasa baja puede ser muy perjudicial.[8]

En otras palabras, cuando sigues una dieta de restricción calórica, la Tasa Metabólica en Reposo baja a causa de falta de energía en el sistema y también a causa de la pérdida de masa muscular.[9,10] La razón de esto es que, en la mayoría de las dietas típicas, faltan (o están restringidos) los macronutrientes que ayudan a mantener la masa muscular, con el objetivo de llegar a un número restringido de calorías.

Por ejemplo en un estudio del Instituto de Nutrición y Tecnología de los Alimentos, de la Universidad de Chile (2015), se concluye que las mujeres participantes, que fueron sometidas a tres meses de restricción calórica y a un aumento de actividad física, tuvieron una disminución significativa del gasto energético en reposo (aproximadamente 10,6 %).[11]

Aun sabiendo todo esto hay mucha gente ahora mismo que sigue un plan bastante restringido. Lo que quizás no saben estas personas, es que una vez la tasa metabólica haya bajado en picado, tardarán bastante tiempo en restablecer la velocidad del metabolismo, justo como antes de empezar la dieta.

¿Sigues creyendo que una dieta no te hará daño después de un mes, verdad?

Piensas que puedes luchar como un héroe, durante 4 semanas o más, luchas como un espartano contra el hambre, porque sigues creyendo que después de este esfuerzo volverás a tu vida normal, con menos peso y tu metabolismo volverá a ser normal.

Pero después de esto, algo pasa en tu organismo. Hablo de esa fuerza biológica que tiene mucho más poder de lo pensamos. La peor parte después de seguir ese plan diabólico, es que tus hormonas dejarán de funcionar bien, o sea dejarán de funcionar en condiciones óptimas.

Uno de los peores resultados de esa restricción calórica es que aumenta la hormona encargada del hambre y de la acumulación de grasa corporal, y disminuyen o bien se inhiben las hormonas encargadas de suprimir el hambre y las que promueven la quema de grasa.

Un estudio muy interesante del año 2011, que aparece en el New England Journal of Medicine, determina que después de un periodo de 10 semanas de restricción calórica, tanto las hormonas del hambre y las que promueven la acumulación de grasa han "subido", pero también la leptina, la hormona que previene la acumulación de grasa, ha bajado por un periodo de una año entero.[12]

Espero que empieces a darte cuenta seriamente, lo graves que son las dietas de moda. De hecho, el bajo nivel de leptina no sólo promueve la acumulación de grasa pero también incrementa el hambre, por lo tanto un descenso del 20 % de la leptina produce un 24 % de incremento en el hambre.[13,14]

La pequeña conclusión de esto es que después de la dieta, tu metabolismo se vuelve mucho más lento por lo tanto quemarás menos calorías, acumularás más grasa por el nivel bajo de leptina, y tendrás muchísima más hambre por un alto nivel de la grelina. Ahora ves que no puedes "jugar" con estas fuerzas biológicas.

Quizás deberías pensártelo mucho más tiempo, antes de empezar otra vez la dieta, porque cada vez que intentes bajar de peso siguiendo este método, lo tendrás mucho más difícil y complicado.

"Estropeando" el nivel de tus hormonas te dará sólo disgustos que perdurarán bastante tiempo.

Las dietas no funcionan

Sé que eres fuerte, lo sé. Estás determinado y tienes mucha ambición. Cuando te propones algo, luchas para conseguirlo. ¿Te has preguntado alguna vez si estás luchando en el sentido correcto?

> **Sigues los mismos patrones esperando otro resultado.**

A continuación veremos un experimento, realizado por el famoso psicólogo Burrhus Frederic Skinner y otros investigadores, sobre cómo y por qué los seres humanos se comportan del modo en el que lo hacen.[15]

El doctor Skinner y sus compañeros contruyeron 2 laberintos, un laberinto para el tamaño de unas ratas con una porción de queso en el medio como premio, y otro laberinto para el tamaño de los humanos con un billete de 10 dólares en el medio (supongo que en aquella época 10 dólares significaba bastante dinero). Cada vez que las ratas completaban con éxito el laberinto se les daba como premio una porción de queso, y lo mismo pasaba con los humanos salvo que el premio era el billete de 10 dólares. El día siguiente retiraron el queso y el dinero de los laberintos y "se les pidió" a los mismos participantes a repetir los circuitos. Las ratas completaron el laberinto y no había queso, y los humanos completaron el laberinto y no había dinero. A cabo de poco tiempo y después de completar el circuito sin premio, las ratas perdieron interés y poco a poco pararon de hacer el laberinto. Sin embargo los humanos no pararon, ellos seguían una y otra vez haciendo el circuito mucho tiempo después de la retirada del premio de 10 dólares. El resultado era fracasar una y otra vez pero de alguna manera no se rendían.

Los seres humanos tienen la capacidad de seguir repitiendo el mismo patrón de comportamiento basado en una sola experiencia en el pasado, si creen que mantienen la promesa de alguna recompensa, aun siendo muy pequeña.

Si has hecho dieta tras dieta, año tras año, de alguna manera has seguido o bien sigues el mismo patrón, como las personas del experimento, aun sabiendo que no hay premio.

La verdad es que las dietas no son la solución, las dietas son el laberinto, son el problema. Has preferido entrar en el círculo vicioso y no en un círculo virtuoso.

¿Quieres entrar en el Círculo Virtuoso?

El Círculo Virtuoso

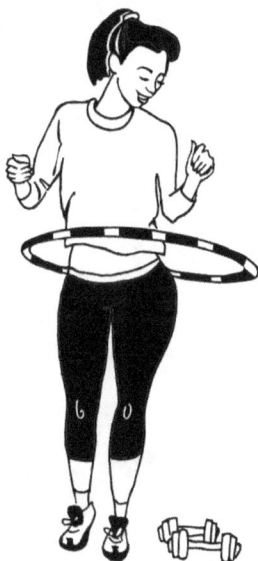

Empieza a crear tu círculo Virtuoso

Ya era hora de pasar a las cosas más prácticas. Y con esta parte podrás aplicar todo lo que aprendas.

Supongo, que si has comprado este libro y lo has leído hasta aquí, ya tienes una idea más clara del camino que quieres elegir.

Has encontrado el motivo determinante y te gusta la idea del "nuevo viaje" también llamado un **nuevo estilo de vida**, además te das cuenta de tu objetivo, de lo que quieres conseguir: adelgazar, mejorar tu autoestima, ser más fuerte y tener más vitalidad, acabar con el mundo de las dietas y destruir ese círculo vicioso.

Saber lo que quieres

Esto suena como si fuera súper sencillo, pero no lo es.

¿De verdad sabes lo que quieres?

En esta parte hace falta que apuntes hacía tu objetivo, hacia tu destino. Y de verdad, necesitas saber los movimientos críticos, los pequeños pasitos para conseguir meta por meta. Saber lo que realmente quieres, es en realidad más difícil de lo que pensabas.

Es posible que en realidad no desees adelgazar 5 kilitos de grasa, sino más bien adelgazar para sentirte más sexy, y en definitiva vas a confiar más en ti y pensarás que te comerás el mundo. Creo firmemente que para fijar bien tu objetivo tienes que buscar y rebuscar dentro de tu coco; busca realmente el motivo del cambio, busca esa parte emocional que te haga mover hasta las montañas de su sitio.

Así que, coge papel y boli y apunta:

"Quiero..(ejemplo perder 5 kilos), porque esto me hará sentir...(ejemplo, mucho más atractiva), y de este modo no necesitaré nunca más hacer una dieta porque sabré mantenerme sexy y guapa." (o guapo)

Un objetivo de éxito tiene que tener las siguientes características:

1. El objetivo tiene que estar siempre escrito. Si no está escrito suele ser sólo un deseo o un sueño.

2. El objetivo tiene que ser específico y que se pueda medir. Haciéndote fotos una vez al mes o cada 3 semanas en traje de baño, es una forma de medir

visualmente tu avance. Midiendo con el centímetro sólo las caderas y la cintura es otra forma excelente de medir tu progreso. Olvida la báscula.

3. El objetivo tiene que ser realista. No se pueden perder 20 kilos de peso en un mes y al mismo tiempo estar sano.

4. Lo más importante es que te inspire, que sea motivador.

Vale, hasta aquí todo bien, has escrito en el papel lo que quieres conseguir y cuál es el motivo emocional que te inspira, por ejemplo perder 5 kilos porque te sentirás más sexy. El objetivo es específico y es realista porque lo vas a conseguir a largo plazo, y además es inspirador.

Sin embargo, tengo que advertirte de una cosa, la motivación tiene un poder limitado. Aunque sueñes con bajar esos 5 kilos de grasa, no podrás mantener la motivación al máximo nivel sólo pensando en bajar toda esa cantidad de peso. Tú no puedes controlar directamente la realización de tu gran objetivo, sin embargo puedes controlar el día a día.

Ya empieza a salir el sol, ¿verdad?

Tu objetivo cumplido será una suma de otra serie de cosas, que harás día tras día. Acuérdate lo que te dije al principio de este libro, nosotros somos el resultado de lo que hacemos cada día. En otras palabras, diría que somos el resultado de nuestros hábitos diarios.

Por otro lado nuestro entorno puede facilitar o debilitar nuestros hábitos. Somos realmente sensibles al entorno, a la cultura, a las normas y a las expectativas de las comunidades a las que pertenecemos.

Piénsalo, el comportamiento es contagioso, a veces tratamos de encajar instintivamente en nuestro grupo social (amigos, compañeros de trabajo). Si pones a una persona obesa en un grupo de personas que hacen deporte es muy probable que esa persona obesa empiece a hacer deporte al estar influenciada por el grupo.

Los hábitos son muy importantes, y son considerados comportamientos automáticos. Sin duda tienes el "hábito" de mirar el Facebook muchas veces al día, aunque no publiques nada, pero ya tienes ese comportamiento automático. Te daré dos ejemplos, uno bueno y uno malo, de los comportamientos automáticos. Si vas a cenar mirando la tele, sin duda comerás más de la cuenta, y ese comportamiento automático, te hará subir quizás medio kilo de grasa al mes. Sin embargo si después de cenar de una manera consciente, (sin mirar la tele) te lavas los dientes enseguida, es muy probable que no piques nada más hasta la hora de dormirte. Estos dos comportamientos automáticos son ejemplos de hábitos que tienen mis clientes, o los han tenido.

Para poder cambiar, hay que cambiar de hábitos e implementar otros nuevos, y un cambio en tu entorno te puede ayudar. Por ejemplo eliminar todos los alimentos procesados de tu despensa, nevera, congelador, y reemplazarlos con unos alimentos sanos y orgánicos que apoyen tu objetivo grande.

Para crear un hábito que soporte el cambio que quieres hacer, tienes que tener en cuenta estos dos aspectos:

- el nuevo hábito sin duda tiene que favorecer la misión
- el hábito tiene que ser relativamente fácil de adoptar

Te daré otro ejemplo para que entiendas lo que te dije más arriba. Si quieres empezar a hacer más ejercicio y quieres crear el hábito de ir al gimnasio, en realidad sólo estás cambiando el nombre a este "problema". Lo ideal es crear un hábito mucho más fácil que desencadene esa acción que quieres llevar a cabo, como por ejemplo, prepararte por la noche la bolsa que te llevarás al gimnasio y dejarla justo al lado de la puerta de tu casa.

El desencadenante de la acción es un concepto maravilloso descrito por los hermanos Chip Heath y Dan Heath como una herramienta que aporta un valor inesperado.[1]

Cuando anticipamos una decisión, transferimos el control de nuestro comportamiento al entorno. Según estos dos autores, los desencadenantes de la acción crean un hábito instantáneo como por ejemplo, "ahora mismo voy a preparar mi bolso de gimnasio y lo dejaré justo a la salida de la casa".

Sin duda tu interés es crear nuevos hábitos, como comportamientos automáticos que apoyen tu nuevo estilo de vida, y que no te parezca que estás haciendo ningún esfuerzo grande.

Para que esta primera parte del Círculo Virtuoso sea infalible, te presento una herramienta muy simple, que te ayude a crear nuevos hábitos.

Esta herramienta tan sencilla se llama **La Lista de TAREAS** o actividades. Ahora pensarás que es una tontería pero cuando la utilices cambiarás de opinión.

La lista de tareas puede ser tu motivación (sobre todo cuando tachas todo lo propuesto al final del día) para empezar a crear nuevos hábitos y después seguir con ellos.

Estos son algunos beneficios que te aportarán las listas:

- te ahorran tiempo
- te ayudan a organizarte mejor
- son muy simples de hacer (es recomendable una lista con pocas tareas para que no te agobies)
- te ayudan a motivarte (al ver que has tachado las tareas que hayas tenido en el día, te motivará para el día siguiente)
- te ayudan a cumplir tus objetivos a corto y largo plazo.

> *"Las listas te dan una garantía contra el exceso de confianza."*

No nos vamos a mentir. Seguramente todos hemos pasado por esa situación del exceso de confianza. Te doy mi ejemplo: Cuando voy al gimnasio a entrenarme tengo que coger mi bolso con mi ropa de deporte, gel de ducha, toalla, calzado deportivo, agua, el mp3, los cascos, el entrenamiento (en un papel).

Como puedes ver son muchas cosas que me llevo al gimnasio pero a veces se me olvida alguna cosa, y si es algo importante como la toalla de ducha, o el calzado deportivo, ya me tengo que volver a casa y eso me hace perder tiempo.

¿Cómo se soluciona esto?

Haciendo una lista de las cosas que debería llevar en el bolso para el gimnasio. De esta forma no habrá fallo.

Un caso real y motivador para que empieces ahora mismo a hacer tu lista de tareas, es del Doctor Peter Pronovost, del Hospital Johns Hopkins que estaba preocupado por las "infecciones de vías" (vías intravenosas a través de las cuales los pacientes reciben su medicación).[2]

El Dr. Pronovost elaboró una sencilla lista de tareas compuesta de 5 indicaciones fáciles, como lavarse bien las manos antes de insertar la vía, desinfectar la piel del paciente en el punto de inserción, y otras.

Me dirás que es lógico seguir todos estos pasos, pero el resultado, de seguir esas indicaciones de la lista, fue increíble. Cuando la lista se puso en práctica en varios hospitales de Michigan durante un periodo de 18 meses, se eliminaron las infecciones causadas por estas vías, los hospitales ahorraron 117 millones de dólares y se salvaron 1500 vidas.

Como puedes ver, algo tan simple como una lista de tareas puede tener resultados sorprendentes.

¿Has hecho tu Lista de tareas para hoy?

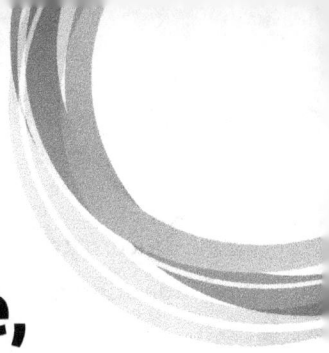

No paso hambre, ahora nutro mi cuerpo

¿Estás preparada/o para poder darle a tu cuerpo lo que de verdad necesita y triunfar?

Basado en unos simples hábitos, este sistema conducirá naturalmente a estabilizar tu peso corporal, a mejorar la salud, y aumentar tu autoestima.

Este sistema te ayudará a crear una parte del círculo virtuoso y sobre todo te ayudará a no pasar hambre.

Me gustaría que tomaras estos simples pasos y hábitos con una mentalidad de crecimiento. No tengas miedo a empezar, porque aquí tienes todas las estrategias planificadas de una forma muy simple.

Estamos en el Círculo Virtuoso y la palabra "dieta" no debería formar parte de tu vida.

¡Espera! En este instante, puede ser que seas uno de los que dispone de una motivación muy alta para cambiar y desearías empezar con todos los pasos a la vez. Te soy sincero y confieso que no conozco muchas personas capaces de adoptar tantos hábitos al mismo tiempo.

Aunque por otro lado, si tu disposición para el cambio es medio-baja, empieza por el primer hábito y cuando al poco tiempo lo tengas ya natural (como el hecho de mirar el Facebook) entonces podrás pasar al segundo habito, y así hasta el último.

Empezar poco a poco, ya que estos hábitos pueden tardar tres o incluso cuatro semanas (cada uno) para que se transformen en un comportamiento automático, es el camino para llegar con mucha seguridad a tu destino.

Sin duda, gracias a estos pasos que siguen a continuación verás resultados bastante "rápidos", aunque ten en cuenta que esto no es ninguna dieta, sino un modo de alimentación muy simple, que te va a ayudar a ofrecer a tu organismo todos los nutrientes que necesita y que funcione en condiciones verdaderamente óptimas.

Incluye una fuente de proteína completa con cada oportunidad de alimentarte

Cada vez que pienses en comer algo (sobre todo en cada mesa principal del día) tienes una sola oportunidad de empezar adecuadamente, y este primer paso es incluir en tu plato la porción de proteínas.

El cuerpo se compone principalmente de proteínas y los aminoácidos que componen nuestras proteínas son prácticamente responsables de todo, desde nuestra estructura, a las hormonas, enzimas, al sistema inmune, a las proteínas de transporte y más.

Debido a que la ingesta de proteínas es importante para el mantenimiento de las reservas de aminoácidos del cuerpo, hay que tener en cuenta que nuestro organismo tiene la capacidad de hacer ciertos aminoácidos, los 12 no esenciales. Sin embargo, hay ocho aminoácidos, los esenciales, que sólo pueden ser suministrados a través de la alimentación. Algunos de estos aminoácidos se pierden cada día, y deben ser sustituidos continuamente desde el exterior del cuerpo.[1]

En otras palabras las proteínas ofrecen una ventaja metabólica enorme ya que el cuerpo va a utilizar estos alimentos ricos en proteínas como principal material de reconstrucción.

También se puede decir que el tema de las proteínas hoy en día es algo controversial ya que algunos "expertos" en esta área te dirán que la proteína adicional puede ser de alguna manera perjudicial o innecesaria.

Haciendo una pequeña comparación, los vegetarianos que se basan en las proteínas provenientes de fuentes vegetales, pueden acabar con deficiencias en ácidos grasos esenciales (Omega 3), vitaminas (D, B12, E, A) y varios aminoácidos esenciales.[2,3,4]

Sin embargo, los estudios son bastante claros, demostrando que, en individuos sanos, una alimentación alta en proteínas es completamente segura.[5,6] En el estudio Bernardo Rancho del 2002, donde se observó el consumo de diferentes tipos de proteína en 970 hombres y mujeres con edades entre 55 y 92 años, se determinó que las fuentes de proteína animal se correlacionan positivamente con la densidad mineral ósea mientras que las fuentes vegetales de proteínas se correlacionaron negativamente.[7]

En realidad pensando en la porción de proteínas que vas a incorporar en tus comidas, puedo decir que hay sólo ventajas. Acuérdate que hemos hablado en la magia del metabolismo del efecto térmico de los alimentos. Después de comer, algunas calorías provenientes de los alimentos ingeridos son utilizadas para el proceso de digestión y el proceso metabólico. Lo que quiero realzar es que las proteínas tienen un efecto térmico mayor, eso siendo de 20 a 30 %, comparado con el efecto térmico de los carbohidratos entre 5 y 10 % y las grasas con el efecto térmico de aproximadamente 3 %.[8]

Como por arte de magia, por parte de las proteínas que vas a introducir en tu nuevo estilo de vida, tu apetito se reducirá y por lo tanto acabarás ingiriendo menos cantidad de comida a lo largo del día. Asimismo muchos estudios han demostrado que las personas que han aumentado la cantidad de proteínas en el día a día, han acabado comiendo menos calorías.[9,10]

Aunque en este libro, el enfoque no es para nada sobre las calorías sino más bien en los alimentos que aportan nutrientes, es interesante poner en evidencia el resultado de un estudio donde un aporte de 30 % de proteínas en la "alimentación diaria" causó que la gente bajara automáticamente su ingesta por aproximadamente 441 kcal.[11] ¿Parece magia, verdad?

Pues sí, y lo más interesante es observar cómo este nutriente tan valioso, la proteína, una vez incorporado en cantidad relativamente alta (hasta 30 % del total) en el estilo nutricional, conduce a la pérdida de peso incluso sin restringir intencionalmente las porciones ni las calorías provenientes de carbohidratos y grasas.[12,13,14]

Tú quieres verte más guapa/o y más sexy pero no quieres perder peso por el simple hecho de que la báscula te marque un número mágico. Hemos hablado del miedo de la masa muscular, sobre todo por parte de las mujeres, pero ya te has dado cuenta de la importancia que tiene y que sólo obtendrás beneficios si proteges e incluso aumentes ese tejido tan valioso.

Perder masa muscular debido a la restricción calórica excesiva no es lo que te interesa porque tu tasa metabólica va a disminuir y porque en el espejo no te vas a ver llena/o de vida sino más bien de una manera "fofa".

Hablo de todo esto para poner en evidencia el hecho de que ingiriendo la cantidad óptima de proteínas en tu alimentación, puede reducir la pérdida de masa muscular cuando estás en el proceso de remodelación corporal y en definitiva, tal y como comenta también la autora Maggie Greenwood Robinson, nos ayuda a mantener el metabolismo a toda marcha y a perder principalmente grasa corporal.[15,16,17,18,19,20]

La fuente de proteína no debería faltar en ninguna comida del día teniendo en cuenta la importancia que tiene. Cada alimento que contiene proteína completa te va acelerar el metabolismo, crecerá la calidad muscular, te ayudará a quemar la grasa corporal, y así estarás más cerca del cuerpo que deseas.

¿Cuándo deberías ingerir los alimentos que contienen proteína y en qué cantidad?

Como ya habrás leído, sabes que no me gustan las reglas fijas, sin embargo para poder empezar con un estilo de alimentación de verdad más sano, lo más indicado sería incluir las proteínas en una cantidad de aproximadamente 25 % a 30 % del total de los alimentos ingeridos a lo largo del día.

Una porción de proteína completa es visualmente, aproximada al tamaño de la palma de la mano, entre 20 y 30 gramos. Las mujeres deberían tomar una porción de proteína (20-30 gramos) con cada oportunidad de alimentarse, y los hombres dos porciones de proteína (entre 40 – 60 gramos).

De este modo, no intentes cubrir tus necesidades de proteínas para un día entero, en una única comida.

Lo mejor es ir repartiendo esa cantidad total en cada comida a lo largo del día.

¿Qué alimentos contienen proteínas?

La mejor fuente de proteína completa que recomiendo es, sin duda, la de origen animal: las carnes magras y también las vísceras como el hígado, la carne de aves, el pescado, los huevos, los productos lácteos.

La variedad de nueces, mantequilla de nueces y la variedad de semillas también contienen proteínas, aunque incompletas y la cantidad de proteínas que tienen es mucho más baja por cada porción, así que son mejores opciones para tomarlos entre las comidas principales como snacks saludables.

Te recomiendo comprar los alimentos de origen animal que han sido producidos a través de los métodos tradicionales. Lo mejor es conocer de donde provienen estos alimentos para asegurarnos que no contienen toxinas y anti-nutrientes. Es perfecto si vas a comprar en una feria local de los agricultores, si te los dan tus abuelos, o si conoces a alguien que tiene su propia granja.

Carnes y huevos (céntrate en los cortes magros de la carne)

Pollo
Huevos
Pavo
Codorniz
Ternera
Vacuno
Faisán
Carne de caza
Cordero
Lomo de cerdo y chuletas ocasionalmente

Pescados y mariscos

El pescado es una fuente excelente de proteínas. Sin duda, te recomiendo que pongas mayor énfasis en la variedad de pescados salvajes, especialmente pescados de agua fría con un alto contenido de ácidos grasos Omega 3.

Salmón
Sardinas
Caballa
Anchoas
Variedad de pescados magros
Mariscos

Queso

Siempre y cuando no tengas una alergia a la leche de vaca, puedes comer con moderación queso de vaca. Aun así, si eres alérgico a la leche de vaca, "deberías" tolerar los quesos de cabra, oveja y búfala. *Si no estás seguro consulta tu médico.

Requesón
Queso Feta
Queso de cabra
Mozzarella
Provolone
Queso fresco
Ricotta

*comer sólo ocasionalmente otros tipos de quesos como el queso azul y muchas otras variedades.

Suplementos proteicos

Como bien te habrás dado cuenta hasta ahora, uno de los mensajes principales que quiero transmitir es cómo tú puedes conectar con la comida real y así beneficiarte de los nutrientes que contienen dichos alimentos.

Por lo tanto, aunque los suplementos proteicos sean buenos en distintas ocasiones, no te voy a recomendar en este primer paso ningún suplemento de proteínas.

Aun así, también hay que reconocer que existen situaciones extremas cuando quizás estés en un apuro y no hayas tenido tiempo de cocinar o por otro lado si tienes alergias a varios tipos de alimentos. En estos casos es mucho mejor utilizar los polvos de proteínas que no comer proteína de ningún modo. La mejor forma de proteínas provenientes de suplementos son las fabricadas a partir del suero de leche (whey).

*NO te recomiendo el polvo de proteína de soja.

Alimentos que contienen proteínas que NO te recomiendo

Es verdad que existen otras fuentes de proteínas, pero son incompletas y carecen de las vitaminas esenciales, ácidos grasos y los aminoácidos necesarios para seguir fuerte, con energía y libre de enfermedades.

Como puedes adivinar, una parte de "estas otras fuentes" de proteínas son las provenientes de las fuentes vegetales, con especial atención en la soja que ha sido puesta en un pedestal como "la fuente suprema" para sustituir la carne.

Aunque quizás los defensores de la soja pueden haber encontrado algún pequeño efecto positivo, si la soja es consumida bajo la forma más segura que es la fermentada, las investigaciones demuestran que los aspectos negativos de la soja superan con creces los muy pocos positivos.

La soja está "enmascarada" en muchos productos del mercado y sobre todo en los procesados: leche de soja, hamburguesas de soja, salchichas de soja, y otros productos fermentados como el tofu, natto, y tempeh. Lo digo porque es muy probable que lo consumas bajo otras formas, como ingrediente en los productos, y es posible que no te des cuenta.

El primer gran aspecto negativo, es que la soja contiene isoflavonas que actúan como disruptores endocrinos (activando y/o inhibiendo los receptores del estrógeno del cuerpo), sustancias químicas que interfieren en la función normal de las hormonas del cuerpo.[21,22]

Por otro lado, en varios estudios realizados en animales, se identificó que las isoflavonas de la soja pueden causar cáncer de mama.[23,24,25] Asimismo en los estudios con los humanos se indicó que el consumo de soja podría estar relacionado con un mayor riesgo de cáncer de mama.[26,27]

El aumento de la actividad del estrógeno de las isoflavonas de la soja tiene efectos negativos también en los hombres. Los datos de las investigaciones sugieren que una mayor ingesta de alimentos de soja y de isoflavonas de soja está asociada a una menor concentración de espermatozoides.[28]

La producción de la hormona tiroidea, que normalmente regula la forma en la que el cuerpo utiliza la energía y se desarrolla, es perturbada por las isoflavonas. En el libro "The whole soy story", la Dr. Kaayla Daniels explica que las isoflavonas encontradas en la soja producen una tiroide hiperactiva al principio, lo que significa que la tasa metabólica y los niveles de energía se elevan. Esta experiencia no dura mucho, porque con el tiempo las isoflavonas afectan la tiroides y hacen que sea hipoactiva, lo que significa acumulación de grasa corporal, pérdida de cabello, y falta de energía.[29]

Creo que no es necesario seguir escribiendo sobre los otros efectos negativos de la soja, porque ha quedado bastante claro.

Teniendo en cuenta que hay demasiados efectos negativos comparados con los positivos, no te recomiendo de ninguna manera ningún alimento que contenga soja.

Otra fuente de falsas proteínas, que casi todos consumen, proviene de las llamadas carnes procesadas. Esos productos procesados son los embutidos, las hamburguesas, tanto las que compras en cualquier cadena de fast food como las del supermercado, salchichas, beicon, y otros alimentos. Te sorprenderá leer la infinita lista de ingredientes que componen estas "carnes". En esas listas verás nombres que verdaderamente parecen de planetas extraterrestres.

Falsamente se ha asociado en los últimos años el consumo de carne con el cáncer y otras enfermedades. Sin embargo en las investigaciones recientes sólo se asocia el consumo de carne procesada con la mortalidad, en particular debido a las enfermedades cardiovasculares y también el cáncer.[30]

No te recomiendo ningún alimento "proteico" de esto tipo que contenga nitratos, aditivos, y en definitiva cualquier alimento que se haya creado a partir de muchísimas sustancias que pueden dañar seriamente tu salud.

Por otro lado está claro que una hamburguesa hecha en tu casa, a partir de carne picada donde tú mismo hayas elegido un trozo de carne proveniente de la carnicería que vende productos ecológicos, es una mejor opción que comprar cualquier alimento procesado y barato del supermercado.

El chorizo, el beicon ecológico, el jamón, y otros productos tradicionales no deberían formar tus porciones reales de proteínas en tu día a día. Intenta moderar (una vez a la semana) o eliminar el consumo de estos alimentos en este primer paso para crear tu Círculo Virtuoso, y sobre todo conocer la proveniencia de los mismos.

Incorpora los vegetales y las hortalizas con cada oportunidad de alimentarte

¡No te asustes! Incorporar las verduras en cada comida no te hará daño. De hecho las verduras son súper importantes para tu salud, igual que tu madre o tu abuela siempre te dijeron que también tienes que comer las verduras del plato.

Una de las mejores estrategias para perder grasa corporal y dar forma a tu cuerpo es incorporar a tu estilo alimenticio una gran cantidad de vegetales. Sé que para muchos la idea de incorporar los vegetales en la alimentación es una correlación con un patrón negativo aprendido a lo largo de los años. Un ejemplo común es el de los multivitamínicos. Se nos dijo prácticamente, que utilizar un suplemento de vitaminas y minerales es como "sustituir" la ingesta de verduras y frutas. Permítame decirte que los alimentos enteros naturales son infinitamente más saludables que cualquier alimento procesado o pasado por un proceso químico. A pesar de que la ciencia nos ha dado alimentos funcionales y modificados, todavía no se puede competir con la madre naturaleza. Las vitaminas, los minerales, los ácidos grasos, los aminoácidos y las fibras no funcionan tan bien bajo la forma de suplementos, como lo hacen cuando se combinan de forma natural en los alimentos enteros.

¡No te imagines unas verduras sosas en tu plato, sin sabor, porque hay muchísimas formas de preparar y cocinar tus porciones de vegetales y hortalizas para que sean muy apetecibles!

Con este segundo paso aprenderás que es muy importante nutrirte y no sólo ingerir calorías. Aunque los alimentos de origen vegetal tengan un aporte calórico bajo en comparación con los demás alimentos porque contienen un gran porcentaje de agua "viva", esto no es necesariamente la gran ventaja, porque tú no deberías centrarte en las calorías ni contarlas.

Más bien te recomiendo focalizar la atención en cómo, tanto los vegetales y también las frutas en el estado crudo y natural, contribuyen con la ayuda de esa agua "viva" para que tu metabolismo funcione de maravilla. Esa agua viva que sólo se puede obtener de los vegetales, las hortalizas y las frutas ayuda a hidratar y detoxificar tu organismo y a reponer todas las sustancias químicas que tu cuerpo gasta cada día, contribuyendo de esta manera también a la eliminación de grasa corporal.

Los científicos han demostrado que las verduras contienen, no sólo vitaminas y minerales pero también sustancias fitoquímicas que son esenciales para un funcionamiento fisiológico óptimo.

Los fitoquímicos son sustancias que se encuentran en los alimentos de origen vegetal, biológicamente activas, que tienen efectos positivos para la salud como protección contra el cáncer, protección cardiovascular, y ayudan a retardar el envejecimiento. Naturalmente se encuentran en las plantas (vegetales, frutas, hierbas, especies, legumbres).

Los vegetales y las frutas aportan una carga alcalina y por otro lado sabemos que hay alimentos que "producen" una carga ácida como las carnes, granos, pan blanco, pasta y muchos otros alimentos y bebidas. Aun así esto no debería ser ninguna preocupación para ti.

Los defensores de la dieta alcalina han presentado algunas teorías diferentes acerca de cómo una dieta ácida podría "dañar" nuestra salud. La afirmación más ridícula es que podemos cambiar el pH de nuestra sangre, cambiando los alimentos que comemos, y que la sangre ácida causa enfermedades, mientras que la sangre alcalina lo impide. La ciencia demuestra que el cuerpo regula estrictamente el pH de nuestra sangre y el líquido extracelular, y no podemos influir en el pH de la sangre, cambiando la "dieta".[31,32]

En realidad los alimentos que comemos pueden cambiar el valor del pH de la orina aunque el efecto es poco fiable. En otras palabras el pH de la orina es un indicador muy pobre del pH del cuerpo y de la salud general.[33]

Aunque el tema del pH quizás "no viene a cuento", es importante realzar el beneficio que nos ofrecen los vegetales y las hortalizas, y también es importante no creer en el mito de que el ácido que produce la carne y demás nos puede resultar en una pérdida de calcio y de masa ósea. Poniendo de ejemplo la alimentación alta en proteínas, que en la creencia popular se considera ácida, en realidad, según la ciencia se asocia con una mejor salud ósea.[34,35,36]

En una revisión de estudios, realizada por Fenton y compañeros (2009), se concluye que no hay evidencia sustancial de que una alimentación estrictamente alcalina mejore la salud ósea o proteja de la osteoporosis.[37]

Aun así, para "tranquilizar" a los que opinan sobre el estilo estrictamente alcalino, este sistema pone énfasis en los vegetales y las hortalizas porque te llenan el cuerpo de esa agua "viva" que contiene una abundancia de nutrientes y que te ayudarán a tener de verdad un estilo alimenticio sano. Las vitaminas y los minerales encontrados en las hortalizas y las verduras se utilizan como coenzimas, que son sustancias químicas que aceleran las reacciones bioquímicas y por lo tanto esto te ayuda a regenerar de manera más eficiente.

¿Cuándo debería incluir las verduras en mí alimentación?

Supongo que ya tienes el primer hábito formado, como el hecho de mirar el Facebook, así que no será difícil incorporar este segundo hábito en tu estilo de alimentación.

Básicamente puedes incorporar las verduras, con cada oportunidad que tienes para alimentarte, en las comidas principales del día, incluso en los momentos que te apetece tomar un snack.

¿Qué cantidad debería comer?

La verdad que puedes consumir cantidades grandes de vegetales y hortalizas (y frutas del bosque) porque estos alimentos son muy densos en nutrientes, tienen un aporte calórico bajo, te hidratan el cuerpo y lo alimentan.

Una porción de verduras, que podría ser más o menos 1 bol de 250 ml, es el equivalente en el plato a 2 puños cerrados para los hombres y 1 puño cerrado para las mujeres.

Aun así la clave no es encerrarse en una cantidad exacta medida en gramos, sino que lo importante es incluir esos magníficos alimentos.

La gran sorpresa que te llevarás con este segundo hábito es que una vez entres en este gran universo de los vegetales y las hortalizas, no podrás parar.

No podrás parar de probar vegetales que quizás nunca hayas probado porque hayas pensado que no tenían buen sabor, ni tampoco podrás parar de saber qué propiedades tienen, en qué época se cultivan y cuándo es el momento en que están repletos de nutrientes.

Sin duda te recomiendo que busques en tu zona aquéllas pequeñas tiendas de barrio donde se venden los vegetales y las hortalizas de los productores locales y donde encontrarás los alimentos producidos de una manera orgánica y tradicional. Aun así, es mucho más importante tener una alimentación abundante en verduras y frutas que evitarlas porque no las puedes encontrar o no te puedes "dar el lujo" de comprar alimentos bio.

Vegetales (sin almidón - contienen sólo una pequeña parte de hidratos de carbono)

Acelga	Cilantro	Remolacha
Achicoria	Escarola	Repollo
Ajo y ajo fresco	Espárragos	Rúcula
Alcachofa	Espinacas	Raíz de jengibre
Apio	Eneldo	Setas
Berenjena	Endibias	Tomate
Berza o repollo	Hinojo	Zanahoria
Borraja	Judías verdes	
Brócoli	Kale	
Brotes o germinados	Lechuga	
Calabacin	Nabo	
Calabaza (espagueti de calabaza)	Pepino	
Cardo	Pimiento (rojo, verde, amarillo, jalapeños)	
Cebolla y cebollino	Puerro	
Coles de Bruselas	Perejil	
Coliflor	Rábano	

¿Qué hago con los carbohidratos?

Supongo que hasta ahora ha sido bastante fácil incorporar en tu nuevo estilo de vida estos hábitos anteriores.

Si es así, te felicito. Estás más cerca de asumir los mejores hábitos saludables, que cumplen perfectamente con las leyes de una nutrición inteligente.

Quiero que sepas, que no soy partidario de ningún estilo alimenticio donde falte algún macro y/o micronutriente.

Controlar la ingesta de los carbohidratos significa tener el control y poder incluir ciertos alimentos que contengan carbohidratos, en función de cuándo tu cuerpo los pueda tolerar (metabolizar) mucho mejor.

Se nos "adoctrinó" que necesitamos los carbohidratos para tener energía, sin embargo ni la evolución ni tampoco la ciencia, sostienen esta falsa teoría. En realidad, el límite mínimo diario de carbohidratos compatible con la vida, aparentemente es cero, siempre y cuando se consuman cantidades adecuadas de proteínas y grasas.[38]

Nuestro cuerpo tiene la capacidad de sintetizar cualquier estructura de carbohidratos necesaria a partir de las proteínas y las grasas. Asimismo el cuerpo es capaz y muy hábil de hacer su propia glucosa a través del proceso llamado gluconeogénesis (el proceso de generar glucosa de fuentes que no son carbohidratos).

Sin embargo aquí, con la ayuda de este simple sistema, no vamos a restringir ningún macronutriente ni tampoco vamos a restringir calorías. De hecho, vamos a incorporar los carbohidratos de una manera inteligente para que puedas adelgazar de una forma efectiva y sostenible.

Tú conoces muchos alimentos que contienen carbohidratos como las verduras, las frutas, los cereales y los pseudocereales, el arroz, las patatas, los alimentos que contienen harinas, el azúcar, la miel, y muchos más.

¿Pero, qué son en realidad los carbohidratos?

Los carbohidratos son unas moléculas orgánicas clasificadas típicamente según su estructura. Y desde el punto de vista estructural (y muy simplista), hay dos tipos de carbohidratos: los carbohidratos simples y los carbohidratos complejos.

Asimismo, los carbohidratos simples son unas moléculas más pequeñas, más fáciles de procesar, conocidas como monosacáridos y disacáridos, ya que contienen una molécula de azúcar o dos moléculas de azúcar unidas entre sí.

Por otro lado, los carbohidratos complejos son llamados polisacáridos ya que tienen más de dos grupos de azúcares unidos entre sí.

El término monosacárido se refiere a una sola molécula de azúcar y también a menudo se refiere a los azúcares simples. Los monosacáridos, los que se encuentran principalmente en la alimentación, son la glucosa (el azúcar de la sangre), la fructosa (el azúcar de las frutas), y la galactosa (el azúcar de la leche).

El término oligosacárido se utiliza para referirse a cualquier cadena de hidratos de carbono entre 2 y 10 de largo. Y aunque algunos, de lo que tienen cadenas más largas, pueden ser encontrados en pequeñas cantidades en la alimentación, los oligosacáridos primarios son los disacáridos, los que tienen dos moléculas de azúcares unidas entre sí. Los disacáridos dietéticos primarios son: la sacarosa (glucosa + fructosa) se encuentra en el azúcar; la lactosa (glucosa + galactosa) se encuentra en los productos lácteos; la maltosa (glucosa + glucosa) se encuentra por ejemplo en la cerveza.

Y no por último, veamos los polisacáridos.

El término polisacáridos se refiere a las cadenas de moléculas de azúcar que pueden oscilar entre varios cientos y muchos miles de largo. Respecto a la alimentación humana, los polisacáridos casi universalmente se refieren al almidón (amilosa y aminopectina) que es simplemente una cadena muy larga de moléculas de glucosa, enlazadas entre sí.

Aunque no está relacionado con la alimentación, en el cuerpo, específicamente en los músculos y el hígado, las largas cadenas de almidón se llaman glucógeno. Además tenemos que mencionar también otro tipo de almidón que es el almidón resistente, en realidad un tipo de almidón que es resistente a la digestión. En la misma categoría de los polisacáridos también entraría la fibra (encontrada en los vegetales, legumbres, granos, y frutas).

Me imagino que la explicación de más arriba te ha parecido algo así como un tostón, pero no te preocupes porque seguiremos con cosas muy interesantes. Expondremos sólo lo esencial para que lo puedas aplicar en tu día a día.

El papel principal de los carbohidratos en el cuerpo es el energético. Dicho de otra manera, los carbohidratos se descomponen en las células para proporcionar energía a través de una variedad de vías.

Asimismo se puede decir que los carbohidratos no forman parte de los nutrientes esenciales, como son las proteínas y las grasas.

Y aunque se puede sobrevivir perfectamente sin los carbohidratos, siempre y cuando se consuman cantidades adecuadas de proteínas y grasas, nosotros no vamos a restringirlos.

Estoy seguro que eres capaz de elegir los carbohidratos buenos. Con los carbohidratos buenos, me refiero a que eres consciente de que un donut no es igual que una manzana. ¿O lo es?

No todos los carbohidratos son "iguales". Una verdad como un templo.

Pero hay una cosa que debes saber incluso si te parecerá que me contradigo. De alguna forma u otra, todos los carbohidratos son transformados en monosacáridos o azúcares simples antes de que sean absorbidos por el cuerpo. Sabiendo que sólo los azúcares simples pueden ser absorbidos a través del intestino, más exacto la glucosa, la fructosa y la galactosa, después de absorción, los azúcares son metabolizados diferentemente.

La glucosa, generalmente se mueve directamente a través del hígado hacía el torrente sanguíneo donde se utiliza directamente para la energía, mientras que la fructosa y la galactosa tienen que ser metabolizadas primero en el hígado. Asimismo, la fructosa puede convertirse en glucosa o bien puede almacenarse como glucógeno hepático o liberarse en al torrente sanguíneo como glucosa. Sin entrar en más detalles, la galactosa se metaboliza de forma similar a la fructosa.

Viéndolo de esta manera, eso quiere decir que da igual si te comes una cucharada de azúcar blanco o te comes un bol de copos de avena, porque "al fin y al cabo" todo termina como glucosa en la sangre.

Pero ojo, esto no significa que los carbohidratos sean "malvados".

Todo esto nos lleva a preguntarnos, ¿qué es lo que hace diferente a un alimento que contiene carbohidratos de otro?

Dependiendo de la fuente del alimento, cada subtipo de los carbohidratos tiene diferentes efectos en nuestro cuerpo y afecta cosas como: con qué rapidez y/o facilidad se digiere y se absorbe la molécula de carbohidrato, qué carga de nutrientes se proporciona junto con la fuente de los hidratos de carbono, nuestras percepciones de la textura y la dulzura de los carbohidratos, la acción enzimática en la boca y el intestino.

Sin duda los puntos expuestos más arriba serán un punto de partida importante en la elección y el consumo de los alimentos que contienen carbohidratos.

Los investigadores apuntan que la "diferencia" de los carbohidratos llamados "sanos", es que se absorben más lento al contrario de los carbohidratos llamados "malos" que se digieren muy rápido.[39]

¿Cómo crees que influye en nuestro cuerpo, comer una manzana en el desayuno en vez de un donut?

A simple vista, ambos alimentos pueden ser considerados carbohidratos simples.

Sin embargo la primera gran diferencia es que el donut es un alimento que contiene carbohidratos simples refinados, mientras que la manzana es una fuente de carbohidratos simples que ocurre en la naturaleza.

Como ya lo habrás experimentado, el donut, aparte de digerirse y absorberse bastante rápido, influye negativamente en tu sistema de saciedad, haciendo que tengas hambre a poco tiempo después de comerlo. No se puede decir lo mismo de la manzana, porque aunque contenga un poquito de fructosa, es un alimento con alto índice de saciedad. Eso hace que te sientas satisfecha/o por mucho más tiempo después de comerla.

En cuanto a la carga de nutrientes que nos aportan, junto con la cantidad de hidratos de carbono, vamos a poner acento en particular sobre la manzana, ya que el donut en lo único que "supera" a la manzana es en el número de calorías, 100 gramos del mismo aportando alrededor de 400 kcal. La manzana es un alimento denso en nutrientes y es verdad que contiene carbohidratos, pero junto con esto aporta nutrientes valiosos como fibra, minerales, vitaminas y fitoquímicos.

Hasta aquí tenemos una cosa bastante clara. Sabemos cuáles son los tipos de alimentos que son los malos de la película, y también cuáles son los buenos. Para diferenciarlos, a lo mejor los llamamos simples y complejos, procesados y no procesados, naturales y artificiales.

Los carbohidratos simples (y procesados) no son una gran apuesta para tu salud ni tampoco para adelgazar. En esta categoría entran los alimentos que contienen harina blanca, los bollos, bombones, galletas, el arroz blanco, los pasteles, los alimentos que contienen azúcar, el pan de harina blanca, y la mayoría de los alimentos procesados.

Vamos a llamarlos definitivamente pseudo alimentos, alimentos falsos, muy densos en calorías pero muy pobres en nutrientes. No te resultará difícil reconocer esos falsos alimentos que contienen carbohidratos simples.

Siempre que empiezo un proceso de coaching nutricional con un cliente, uno de los primeros hábitos en corregir es reducir la ingesta de los carbohidratos simples y de los pseudo alimentos. El exceso de estos alimentos conlleva efectos negativas: dañan la salud, causan la acumulación de grasa corporal, aumentan el riesgo de padecer diabetes y muchas otras cosas negativas.

Si quieres perder grasa corporal, tendrás que renunciar sin duda a estos falsos alimentos, o bien intentar consumirlos con moderación hasta quitarlos poco a poco de tu estilo de vida. Realmente te vas a sorprender, pero con estos simples pasos, llegará un momento en el que no te va apetecer ingerir tanta "comida falsa".

Los carbohidratos complejos son el contrario a los simples.

Los alimentos ricos en carbohidratos complejos son las verduras, los vegetales con almidón, las legumbres, las frutas, los cereales integrales y los pseudocereales. Estos alimentos nos ofrecen muchos beneficios entre los cuales: aportan fibras solubles e insolubles, ayudan a estabilizar el azúcar de la sangre, ofrecen la sensación de saciedad (plenitud) y también ayudan en el proceso digestivo.

Este hábito te será de gran ayuda ya que aquí recomiendo que controles la ingesta de los carbohidratos, de una manera inteligente.

El gran secreto es mantenerlo todo muy simple y no complicarse la vida contando calorías o buscar en cada momento en tablas para ver distintos índices o medidas.

Sin duda está claro que si quieres perder grasa corporal deberías centrarte en los carbohidratos complejos e intentar minimizar el consumo de los carbohidratos simples.

Así que, si quieres eliminar grasa corporal deja la pasta, el pan con harina blanca, los bollos, los zumos (tanto naturales como los del supermercado) y otros carbohidratos simples, en favor de una porción de carbohidratos reales que aportan nutrientes valiosos como son los vegetales, las hortalizas, las legumbres y las frutas.

Aunque lo de más arriba puede parecer bastante sencillo, saber incorporar los carbohidratos de una manera inteligente para que con el tiempo sea un hábito automático, es algo más laborioso pero no necesariamente difícil o imposible de hacer.

Antes de pasar a las recomendaciones, me gustaría explicarte una parte de la teoría de incorporar los carbohidratos de una manera inteligente, exactamente el concepto llamado en inglés "nutrient timing". Este no es un concepto que inventé yo, sino que es una adaptación de las investigaciones de varios autores y científicos: Dr. John Ivy y Robert Portman, el Dr. John Berardi, Ryan Andrews y Brian St. Pierre.[40]

Básicamente cuando consumimos alimentos, nuestro azúcar en la sangre sube y en respuesta a eso el páncreas secreta la hormona insulina.[41,42] Aunque cuando escuchamos insulina pensamos en algo malo, permíteme decirte que no es así. La insulina tiene un rol anabólico y actúa como una hormona de almacenamiento. Una vez que la insulina está en la sangre transporta glucosa, aminoácidos y las grasas de la sangre en las células del cuerpo. La parte buena de todo sería que la insulina "llevara" los nutrientes principalmente en las células musculares para que los músculos crezcan y que no transporte los nutrientes con prioridad en las células de grasa como reserva de energía. Desafortunadamente no disponemos de un botón para pulsarlo y accionarlo cuando queramos, pero aún hay esperanza...

Aunque la insulina tiene muchas otras acciones es importante que se mantenga en un nivel óptimo. Por ejemplo sin suficiente insulina se pierden todos estos efectos anabólicos de llevar los nutrientes y de almacenar energía, como pasa en el caso de los individuos que padecen diabetes tipo 1 (los que no producen insulina).

Por el lado contrario, cuando la insulina es secretada crónicamente y el azúcar en la sangre está siempre alto, tenemos un problema y las células de almacenamiento comienzan a ser menos receptivas.[43,44] Esta elevación continua puede resultar en la acumulación de grandes cantidades de grasa corporal y riesgo de enfermedad cardiovascular y por lo tanto el camino al desarrollo de diabetes tipo 2. Imagínate que las células ya tienen un suministro adecuado de glucosa, mientras la insulina sigue intentando "empujar" más para que se estabilice el azúcar en la sangre. Asimismo con el tiempo, las células pueden reducir el número de sitios para la absorción o bien dejarán de "responder". Como resultado se puede acabar con lo que se llama resistencia a la insulina, y aunque dentro de las células haya un déficit de energía, no tienen los receptores para absorber los nutrientes. Teniendo en cuenta que la glucosa se almacena mal, en estos casos se puede acabar teniendo triglicéridos altos, altos niveles de colesterol "malo" LDL, niveles bajos de colesterol "bueno" HDL, alto nivel de proteínas inflamatorias y una presión arterial alta.

Créeme, no quieres llegar a tener esta resistencia a la insulina, que la sangre se llene de "porquerías", acabar con el cuerpo inflamado, siendo más difícil de construir masa muscular y en definitiva acabar acumulando grasa corporal.

La parte inteligente de todo esto no es cómo evitar la liberación de insulina, sino aprender a utilizar el efecto anabólico de la insulina para nutrir el tejido muscular en contra de la acumulación de grasa corporal. Mejorar la sensibilidad de la insulina en el músculo mientras se disminuye la sensibilidad de la insulina en las células de grasa, es una de las muchas cosas que vas a conseguir con este círculo virtuoso.

Sin duda, mejorar la sensibilidad a la insulina será tu pequeño campo de batalla, y uno de los primeros pasos es eliminar la alimentación basura, el azúcar, las bebidas que contengan azúcares (incluyendo el alcohol) y todos los alimentos procesados llenos de carbohidratos simples y demás sustancias químicas.[45,46,47]

Junto con esto hay muchas más formas de mejorar, como por ejemplo con el ejercicio inteligente que es una de las herramientas más fáciles para mejorar la sensibilidad a la insulina, perder grasa corporal especialmente en la zona abdominal, una mayor ingesta de vegetales, hortalizas y básicamente adoptar un estilo alimenticio basado en alimentos enteros, mejorar la calidad del sueño y reducir el estrés.[48,49,50,51]

¿Te suena todo esto? Esto es la esencia de la parte práctica de este libro, es la esencia de tu propio círculo virtuoso.

Ahora vamos a volver al concepto de "nutrient timing". Nosotros no seguiremos a pie de letra esta teoría, sino que le daremos una vuelta de tuerca y extraeremos información con el único fin de aplicarla de una manera inteligente en nuestro estilo de vida.

Esta estrategia nutricional popular, "nutrient timing", implica el consumo de combinaciones de nutrientes (en este caso los alimentos densos en carbohidratos y las proteínas) en el supuesto momento cuando tu cuerpo los puede metabolizar mejor, mientras obtienes varios beneficios como perder grasa o mejorar la composición corporal, recuperarse más rápido después de los entrenamientos y mejorar la salud. Ese supuesto momento es alrededor de la sesión de entrenamiento, con especial atención al periodo post-ejercicio.

Teoréticamente consumir la proporción adecuada de nutrientes, durante este tiempo, no sólo inicia la reconstrucción del tejido dañado y la restauración de las reservas de energía, sino que lo hace de una manera supercompensada que mejora la composición corporal y el rendimiento.

Aunque desde que se "inventó" ha podido parecer algo así como la panacea, en realidad no lo es. De hecho en una revisión de estudios reciente se concluye que es mejor aferrarse a una mentalidad flexible y no rígida con respecto al "nutrient timing", poniendo en evidencia que es más importante satisfacer la necesidad diaria de los nutrientes de calidad, en lugar de temporizar específicamente sus dosis constituyentes.[52]

Por este motivo quiero que tengas en cuenta una cosa muy importante: **No existe una solución mágica que valga para todos. Hay que tener en cuenta que somos únicos y antes de implementar cosas un poquito más específicas, es**

infinitamente mejor centrarse en la calidad nutricional de los alimentos. Punto.

Un exceso de hidratos de carbono, sobre todo prevenientes de carbohidratos simples (y procesados), puede resultar en la acumulación de grasa corporal. También es verdad que la grasa corporal es una reserva de energía que tenemos y además es "fácilmente" disponible para ser utilizada. La inteligencia de esto es cómo llegar a ese sustrato de energía sin morirse de hambre y al mismo tiempo nutrir el cuerpo con nutrientes esenciales mientras ganamos salud.

El autor Mike Sheridan, hace una analogía bastante interesante sobre este tema. Vamos a pensar en el cuerpo como si tuviéramos 3 tazas: la taza 1 es glucosa disponible para ser inmediatamente utilizada como energía, la taza 2 es glucógeno para ser utilizado si la taza 1 se vacía y para el ejercicio físico y la taza 3 es la grasa almacenada para ser quemada y utilizada si la taza 1 y 2 se vacían.

Aunque esta explicación de los sustratos de energía parezca extrema (siendo un simple ejemplo), Sheridan afirma que si la taza 1 y la taza 2 siempre están llenas, cualquier exceso de carbohidratos se puede convertir en grasa en el hígado, o bien se envía a la sangre como triglicéridos, o se almacena como grasa corporal (taza 3). Esto suena a comer en exceso.

Empiezas a ver las cosas con más claridad, ¿a qué sí?

Ahora sí que entendemos el concepto de incluir ciertos tipos de carbohidratos, de una manera inteligente, en los momentos cuando tu cuerpo los pueda metabolizar mucho mejor.

¿Cómo llegamos a vaciar la cantidad de la taza número 3, o cómo podemos convertirnos en verdaderas "máquinas para quemar la grasa"?

Una cosa en común, cuando hablamos de las personas con un gran exceso de grasa corporal (obesidad), es que a menudo tienen una cantidad grande de ácidos grasos flotando en la sangre (secundario a la resistencia a la insulina en las células de grasa), pero tienden a depender más de la glucosa y de los carbohidratos, tanto en reposo como también durante el ejercicio por una serie de razones. Los individuos obesos/resistentes a la insulina han "perdido" la flexibilidad metabólica, la habilidad de cambiar entre la glucosa y la grasa, como combustible, bajo condiciones diferentes. Aunque algo de esto pueda deberse a una predisposición genética, mucho de ello está directamente relacionado con la alimentación, con una ingesta crónicamente alta de carbohidratos promoviendo una alta oxidación de carbohidratos, y con un bajo nivel de actividad física.

Esto es causado por una serie de mecanismos. Uno tiene que ver con el aumento de las reservas de glucógeno muscular y hepático. Cuando estos tejidos se llenan, cambian su uso general de combustible, a carbohidratos. Un factor que se suma al problema es el incremento en los niveles de insulina debido a la combinación de la ingesta alta de carbohidratos, un alto consumo de grasa y la resistencia a la insulina que resulta. En otras palabras, cuando los carbohidratos están disponibles, el cuerpo prefiere quemarlos (almacenando grasa).

Así que, el individuo obeso, a pesar de tener muchísimos ácidos grasos en la sangre, no es muy eficaz en quemarlos para producir energía.

¿Cuál es la solución y la recomendación?

Si has empezado a preocuparte, respira hondo, porque tenemos el plan.

En otras palabras desde que empezamos con el primer hábito del Círculo Virtuoso, todo ha ido encaminado a vaciar el exceso de contenido de la taza número 3, la grasa corporal.

Desde el principio hemos preparado todas las papeletas para ir trabajando poco a poco en las cosas que frenaban tu pérdida de grasa corporal, como el problema de la resistencia a la insulina y la resistencia a la leptina, entre otros.

Para que tengamos éxito asegurado con este hábito de los carbohidratos, dividiremos este proceso en 2 etapas.

La primera etapa, la más importante, es la de adquirir el hábito. Centrarse exclusivamente en todos los carbohidratos reales complejos (los que ocurren en la naturaleza) es la prioridad en cuanto a este grupo de alimentos.

Así que en esta primera instancia, si tienes que perder grasa corporal y sobre todo si tienes un historial "dietético", incluye en tus comidas principales del día, junto con los demás hábitos alimenticios, los carbohidratos reales: vegetales sin almidón, frutas y pequeñas porciones de vegetales con almidón y legumbres.

A la hora de incluir los carbohidratos en las comidas principales del día es importante mantener la noción de porción correcta.

Si hace falta que estés practicando esta primera etapa del hábito por un periodo de 4 semanas o más, hazlo. No olvides que el objetivo es adquirir comportamientos automáticos que apoyen lo que nos hemos propuesto.

En tu día a día come carbohidratos reales y muy muy pocos o nada de carbohidratos "hechos por el hombre" que normalmente contienen azúcares, harinas refinadas y otras sustancias químicas (todos los tipos de pan hechos a base de harinas, crackers, tortas de arroz, productos de pastelería, pasta y pizzas).

¿Cuál es la porción adecuada de los carbohidratos?

Una porción de este tipo de alimentos densos en hidratos de carbono (y otros nutrientes) podría ser "medida" fácilmente, no con gramos, sino con la ayuda de la mano. Lo que cabe en tu mano ahuecada sería el instrumento para incorporar en tu plato estos alimentos. En el caso de las mujeres la porción idónea es lo que cabe en una mano ahuecada y en el caso de los hombres la porción sería el doble.

La segunda etapa de "cómo incluir los carbohidratos en tu estilo de vida" es algo más laboriosa y requiere un poquito más de atención. Digo esto porque la necesidad de cada uno es única e individual y depende del nivel del metabolismo y del grado de la actividad diaria.

Está claro que el cuerpo puede "manejar" mejor los alimentos densos en carbohidratos, en personas que tienen un nivel de fitness más elevado y los que tienen un nivel de grasa corporal relativamente bajo.

Incorporar los alimentos que son muy densos en hidratos de carbono, tanto complejos como simples, es una herramienta que vas a utilizar en tu estilo de vida con inteligencia para poder remodelar tu cuerpo.

Antes de lanzarte "de cabeza" hacia esta segunda etapa, piensa si de verdad ahora mismo necesitas dar un paso más o quedarte donde estás (un poquito más de tiempo) para crear de verdad un hábito que te dure toda la vida.

Aun así, si consideras que el hecho de incluir una porción de esos alimentos no te hará perder el control, sigue adelante pero con calma.

El mejor momento para incorporar una porción más generosa de carbohidratos provenientes de vegetales con almidón, granos enteros, cereales, pseudocereales y otros carbohidratos refinados es después de haber hecho tu entrenamiento inteligente (dentro de algunas horas) o bien en el día que hayas hecho tu sesión de ejercicio. La tolerancia a los carbohidratos se mejora mucho después de la sesión de tu entrenamiento inteligente.

Básicamente después del entrenamiento, dentro de algunas horas, es un momento idóneo para reemplazar el glucógeno muscular y asimismo los hidratos son metabolizados mucho mejor.[53] En el lenguaje popular se podría decir que el cuerpo es como una esponja después del entrenamiento y acepta fácilmente ese glucógeno.

Incluir 2 y máximo 3 porciones de este tipo de alimentos a la semana, sería más que suficiente.

La porción correcta sería la cantidad que cabe visualmente en tu mano ahuecada y un poquito más (para las mujeres la porción idónea es lo que cabe en una mano ahuecada y en el caso de los hombres la porción sería el doble).

También hay que tener en cuenta que esa "ventaja metabólica", de poder incluir los hidratos a partir de vegetales con almidón, granos enteros, cereales y otros hidratos refinados, puede depender de muchos factores: la intensidad, la duración y el tipo del entrenamiento, tiempo del día, estrés, nivel de grasa corporal actual, calidad y horas de sueño por la noche, el nivel del hambre verdadero y las sensaciones propias de las que muchos se olvidan.

Vegetales con almidón (se supone que todos los alimentos de la lista se cocinan)

Alcachofa	Maíz
Batata o camote	Nabo
Calabaza bellota y moscada	Patata
Chirivía	Remolacha
Colinabo	Zanahorias
Guisantes verdes	
Habas	
Jícama	

Legumbres

Las legumbres deberían ser consumidas después de ser germinadas o remojadas durante la noche anterior, para asegurar una buena digestión y absorción de los nutrientes. Las legumbres pueden contener anti nutrientes, compuestos como los fitatos, taninos, inhibidores de la proteasa, oxalato de calcio, y lectinas, que reducen la absorción de nutrientes del sistema digestivo.[54,55,56,57,58,59]

Alubias normales	Frijoles amarillos
Frijoles negros	Guisantes partidos
Frijoles fava (habas)	Garbanzo
Frijoles caupí	Gandules
Frijoles de arandano	Judías verdes
Frijoles adzuki	Judía mungo
Frijoles jacinto	Lentejas
Frijoles blancos	

Granos enteros, cereales y pseudocereales

No te recomiendo ningún tipo de grano o cereal que haya sido procesado. Asimismo intenta evitar los granos genéticamente modificados porque contienen ciertas "proteínas extrañas" que causan irritación intestinal y/o alergias.

Arroz integral	Polenta
Arroz salvaje / y Amaranto	Palomitas de maíz
Avena integral**	Quinoa
Bulgur*	Sémola*
Cebada*	Salvado de maíz (crudo)
Centeno*	Salvado de trigo*
Cuscús*	Triticale*
Germen de trigo*	Trigo (grano entero)*
Mijo	Trigo sarraceno

*estos alimentos contienen gluten y deberías evitarlos si tienes alergia al gluten.

**ten en cuenta que aunque la avena no contiene gluten, está almacenada a menudo en las mismas instalaciones que otros granos que contienen gluten. Así que deberías asegurarte de que la avena que compres tenga la etiqueta "sin gluten".

Frutas

Te recomiendo un consumo de 2 o 3 piezas/porciones de fruta al día, en esta etapa de adelgazar definitivamente.

Es importante mantener la noción de porción "correcta". Asimismo una piña se considera una sola fruta, sin embargo, siendo tan grande, la piña suma muchas porciones de fruta. No quiero que te obsesiones midiendo los gramos de la fruta, pero ten en cuenta que una pieza/porción adecuada de fruta para incluirla en tu alimentación puede ser la cantidad que cabe en tu mano ahuecada.

Aplica esta misma estrategia de medir la porción correcta tanto para una manzana como para las fresas o las cerezas.

Si tendría que recomendarte unas frutas por encima de otras sin duda estas serían todas las que se consideran frutas del bosque como los arándanos, las frambuesas, las moras, las fresas y otras que entran en la misma categoría. Aun así, te sugiero que aproveches el conocimiento de tu frutero para que te indique la variedad de frutas según la temporada, porque en ese momento estarán repletas de nutrientes y tu metabolismo te lo agradecerá.

Las frutas deberían ser consumidas solamente en su forma natural y cruda, y nunca en forma de zumos (tanto naturales como artificiales), en sirope, ni siquiera mezclarlas como cocktail de frutas o comerlas en forma de frutas secas (higos, pasas, dátiles y otras).

En mi opinión, el tema de las frutas ha sido y todavía sigue siendo uno controversial. Digo esto porque parece que la gran mayoría de las personas que conocí, han adoptado una de las mentalidades extremas como puede ser el miedo tremendo hacía las frutas con el motivo de que engordan y otra siendo un consumo excesivo de frutas y zumos, eliminando de la alimentación nutrientes esenciales.

¿Me debería preocupar el consumo de frutas?

Antes de pasar a una rápida conclusión, lo normal es que definamos qué son las frutas, qué contienen y qué funciones tienen los componentes de estas en nuestro organismo, entre otras varias cuestiones.

Respira hondo y con tranquilidad porque aunque con esta pregunta se ha creado quizás una atmósfera de tensión, hay sólo cosas buenas. Ya lo verás.

Las frutas son alimentos que se encuentran en la naturaleza, que contienen azúcares simples (fructosa, glucosa y sacarosa), vitaminas, minerales, fibra y fitoquímicos.[60] Acuérdate del ejemplo del donut y de la manzana. La diferencia entre estos dos alimentos, es que la manzana es un alimento muy denso en nutrientes que trae consigo en el cuerpo muchos nutrientes valiosos. Sin duda nosotros tenemos que apostar por esta diferencia ya que tendremos solamente ganancias.

Ahora bien, igual se te encendió una bombilla roja cuando metí las frutas en el mismo "saco" con los carbohidratos complejos, mientras tú sabes que las frutas contienen azúcares simples.

Si me permites que adivine, me imagino que esa preocupación tuya puede ser exactamente debido al contenido de los azúcares simples, especialmente la fructosa.

Algo se ha oído a lo largo de los últimos años, que éste monosacárido simple, la fructosa, contribuye a causar problemas de salud, especialmente al aumento de la grasa corporal entre otros "males".

¿Por qué se comentan cosas tan malas de la fructosa?

Primero vamos a acordarnos que la fructosa se metaboliza de forma distinta a la glucosa. En otras palabras la fructosa tiene que ser metabolizada primero en el hígado, y ahí puede convertirse en glucosa, puede almacenarse como glucógeno hepático, o liberarse al torrente sanguíneo como glucosa.

Los investigadores comentan que cuando existe un consumo de más de 50 gramos al día, la fructosa puede convertirse en ácidos grasos en el hígado. Asimismo es verdad que la presencia de un exceso de fructosa , puede causar problemas como la elevación de los triglicéridos y otros efectos negativos.[61]

¿La cantidad de 50 gramos de fructosa te parece grande o pequeña?

La respuesta correcta sería: depende de las fuentes alimenticias que nos proporcionan la cantidad de fructosa cada día. Como hemos comentado antes, cada subtipo de carbohidratos tiene diferentes efectos en el cuerpo dependiendo de la estructura y del alimento que proviene.

Así que, se "necesitaría" una cantidad bastante grande de frutas al día, para que nos proporcione suficiente fructosa como para causarnos problemas. Fíjate que una pieza de fruta promedio contiene aproximadamente 7% de fructosa. En otras palabras 100 gramos de fruta contiene 7 gramos de fructosa.

Como puedes entender 50 gramos de fructosa pueden ser aproximadamente 7 piezas de fruta (pequeñas) de 100 gramos, o 3 frutas (medianas) de 200 y pico gramos, y eso es bastante fruta.

Las "pobres" frutas no tienen la culpa de que contengan ese azúcar simple, la fructosa.

El problema de esta cuestión aparece cuando la fructosa se introduce en la alimentación de fuentes procesadas como el jarabe de maíz de alta fructosa y el azúcar (que es 50% fructosa y 50% glucosa).

Mientras que la mayoría de la gente asocia la fructosa con la fruta, la mayor parte de nuestra fructosa diaria proviene ahora de otras fuentes, que no son las frutas. Si quieres quedarte realmente sorprendida/o mira esos productos procesados del supermercado como los dulces, los refrescos, y todos los demás que vienen envasadas en una bolsa o caja, para observar la inmensa cantidad de jarabe de maíz de alta fructosa y azúcar que llevan.

Una cantidad de 16 onzas de zumo (0,47 litros) con jarabe de maíz de alta fructosa, contiene alrededor de 45 gramos de fructosa. Y una botella de medio litro de Coca Cola contiene la cantidad inmensa de 53 gramos de azúcar.

Te dejo que hagas mentalmente los cálculos y que pienses en las consecuencias, pero añade también el hecho que hay muchísimas personas que consumen más de 1 litro de refrescos y zumos a diario.

Ahora te das cuenta qué fácil es acumular un excedente de fructosa si en la alimentación se introducen esas bebidas y alimentos procesados. Lógicamente este es un motivo más y bien razonado, para correr como del demonio de todo lo que es bebida y comida procesada.

¿Entonces seguiremos pensando que las frutas son malas y nos engordan simplemente porque llegaron a ser culpadas por mala asociación, o las daremos la oportunidad que se merecen?

Lógicamente, las frutas en su estado natural y crudo, deben ser parte de nuestro estilo alimenticio porque la ingesta de forma regular de las mismas te sorprenderá de muchas maneras, especialmente en el proceso de adelgazar.

En los últimos 30 años, muchos estudios han investigado los efectos del consumo de frutas sobre la obesidad. El hecho interesante y sorprendente es que muchos de estos estudios apoyan la correlación inversa entre la ingesta de frutas y el aumento de peso no saludable.

Un grupo de investigadores relata, en una magnífica revisión de estudios reciente, llamada "Los Efectos Paradójicos de las Frutas sobre la Obesidad", que aunque puede ser "razonable" esperar que el consumo de frutas debe contribuir a la obesidad en lugar de la reducción del peso, considerando la cantidad de azúcares simples que se encuentran en las mismas, la investigación epidemiológica ha demostrado consistentemente que la mayoría de los tipos de frutas (las naturales y en el estado crudo) tienen efectos anti-obesidad .[62] Esto indica que los mecanismos anti-obesidad pueden suprimir los efectos de la pro-obesidad, trabajando sinérgicamente para reducir la obesidad.

Varias explicaciones subyacentes han sido sugeridas para la reducción de la obesidad por el consumo de frutas:

- La fruta puede influir negativamente en la homeóstasis energética a través de dos mecanismos básicos: proporcionando menos energía por porción y reducir la ingesta diaria de alimentos mediante la extensión de la saciedad.

- El segundo mecanismo principal anti-obesidad relacionado con la fruta involucra los fitoquímicos esenciales y no esenciales proporcionados por la fruta. Las frutas son proveedores naturales de micronutrientes esenciales necesarios tal como las vitaminas y los minerales, que también son responsables de producir efectos anti-obesidad a través de varios mecanismos.

- Un concepto muy nuevo relacionado con la fruta y sus efectos anti-obesidad es que la fruta puede modificar la comunidad microbiana intestinal. La comunidad microbiana de los individuos obesos es sorprendentemente distinta en comparación con los individuos no obesos o delgados. Este cambio en el ecosistema microbiano intestinal puede verse afectado por varios factores internos y externos y la ingesta alimenticia es la principal fuente externa diaria y el factor clave que puede influenciar rápido y sustancialmente en la ecología microbiana intestinal. Por consiguiente la incorporación de la fruta en la alimentación diaria conduce la ecología intestinal hacia una condición anti-obesidad mediante el aumento de la prevalencia de bacterias de "tipo magro" pero reduciendo la de las bacterias de "tipo obeso".

Así pues, aunque hemos resumido varios mecanismos relacionados con la fruta y sus efectos anti-obesidad, no es posible sugerir que un solo mecanismo es responsable del control de peso o de la reducción de la obesidad.

Realmente todos los mecanismos descritos anteriormente pueden trabajar sinérgicamente para producir los efectos anti-obesidad del consumo de fruta.

Alimentos que contienen carbohidratos que NO te recomiendo

Existen muchas variedades de alimentos y/o productos que no te ayudarán para nada en tu objetivo de adelgazar saludablemente y construir un cuerpo fuerte.

Aunque hasta ahora no hayamos hablado del yogur, no es que necesariamente no te lo recomienda, sin embargo hay que considerarlo más como carbohidrato. Aunque creas que el yogur es bueno para la salud digestiva en realidad son sólo las bacterias que éste contiene. La sensibilidad a la nombrada proteína caseína de leche y la lactosa (el azúcar de la leche) está muy extendida. Deberías controlar la ingesta de yogur y centrarte únicamente en la variedad orgánica y entera.

No es de extrañar que los azúcares blancos refinados y otros edulcorantes no te aportan nada de nada. Además de tener prácticamente un valor nutricional nulo, el azúcar agrava el revestimiento del tracto digestivo haciendo que el sistema inmune sea más susceptible a los virus, y además alimenta a los organismos patógenos que puedas tener como levadura, parásitos y bacterias. Antes de irte a comprar todos los edulcorantes del mercado como motivo de sustituir el azúcar en tu café, ten en cuenta que todos esos edulcorantes artificiales causan antojos, hambre, gases e hinchazón. La lista de estos productos que **no** te recomiendo son: splenda, swee'n low, nutrasweet, xylitol, jarabe de karo, néctar de agave, malta de cebada, jarabe de arroz y otros.

En realidad si temes que no podrás tomar el café sin azúcar por las mañanas, la mejor recomendación es la canela, que además de ser dulce tiene un montón de beneficios. La ciencia demuestra que el edulcorante "aceptable" es la Stevia que se puede encontrar tanto en forma de polvo como líquido.[68] Por favor limita la cantidad de Stevia en tu alimentación diaria.

Y no en último caso, toca hablar también del alcohol como la cerveza, el vino, los licores, y otras bebidas. ¿Adivina qué sustancia es esencialmente metabolizada como el azúcar, llevando con ella calorías vacías y que frena tu bajada de grasa corporal?

Pues, el alcohol, en todas sus formas.

Incorpora en tus comidas las grasas saludables

Este es el "último" hábito que deberías incorporar para que realmente tu alimentación sea una inteligente.

Como has podido comprobar no falta ningún macronutriente, y con la ayuda de este último hábito alimenticio, podrás llevar tu cuerpo a funcionar en condiciones óptimas.

Tal y como las modas, cada poco tiempo se cambia el estilo radicalmente por ejemplo en el mundo de las vestimentas, y por desgracia esto también ha pasado y sigue pasando con la nutrición. ¿Será marketing, manipulación, mentiras?

Es verdad que hemos sido obligados a adoptar la idea de que las grasas son como el ácido y casi es mejor ni tocarlas porque quizás te puedes quemar...

Siempre se ha hablado mal de las grasas en la alimentación y principalmente se habla mal cuando se trata de adelgazar, pero creo que no han quedado claros los beneficios que nos aportan, una vez incorporadas.

No te asustes porque aquí acabaremos con los mitos de las grasas en la alimentación y sobre todo defenderemos a esas pobres culpadas por tanto tiempo.

Las buenas grasas son necesarias para un funcionamiento óptimo de las células, para un sistema inmune fuerte, la absorción de las vitaminas solubles en grasa (vitamina A, D, E y K), como fuente de energía y también para ralentizar la absorción de los carbohidratos y las proteínas. Como es lógico esto te dará la sensación de saciedad y te hará sentirte satisfecho, por lo tanto contribuye a que no comas en exceso otros alimentos.

No tengas miedo a comer alimentos reales que contengan buenas grasas, incluido el colesterol porque no todos los tipos de grasa son malos.

Si te digo grasa saturada, sin querer vas a pensar en un rechazo y en algo malo. Hemos sido obligados a "adoptar" este pensamiento hacia las grasas saturadas. La principal preocupación del supuesto efecto de este tipo de grasas, es la enfermedad cardiovascular.

En el año 1998 los científicos estudiaron el promedio de ingesta de grasas saturadas en 41 países europeos en comparación con el riesgo de muerte por enfermedad cardiovascular.

Los países con el consumo más alto de grasas saturadas tenían unas tasas de mortalidad más bajas de enfermedad cardiovascular mientras que los países con el consumo más bajo como Georgia, Azerbaijan, Kazakhstan y otros tenían algunas de las tasas de mortalidad más altas.[64,65]

Los resultados de muchísimos estudios en las últimas décadas, demuestran que ni la grasa saturada ni el colesterol en la alimentación, causan daño alguno en los seres humanos.[66,67,68,69]

Básicamente empezamos a darnos cuenta de que la recomendación típica de tener una alimentación baja en grasas no ha sido nada favorable para la salud. Creo que el mejor ejemplo puede ser el "boom" de la epidemia de la obesidad en los Estados Unidos, que empezó exactamente al mismo tiempo que la recomendación de alimentación baja en grasa.[70] Piensa que todos los alimentos que contenían buenas grasas, como la mantequilla, han sido prácticamente sustituidos por alimentos procesados (llenos de azúcares) bajos en grasas.

Quizás, lo más alarmante es que después de tantos años, demostrándose que la recomendación "bajo en grasa" no tiene beneficios en cuanto a perder grasa corporal ni tampoco nos protege de enfermedad cardiovascular a largo plazo, todavía existen profesionales en el mundo de la nutrición que siguen esas directrices.[71,72]

Las grasas saludables son las que se encuentran en la naturaleza, como las grasas saturadas y las grasas monoinsaturadas y poliinsaturadas, que no hayan sido dañadas químicamente. Hay que tener en cuenta que todas las grasas y aceites son una combinación de ácidos grasos saturados, mono y poliinsaturados.

Por otro lado deberías sabes diferenciar cuáles son los tipos de grasas que ocurren en la naturaleza y cuáles han sido manipuladas por el hombre. Por ejemplo, las grasas saturadas buenas se encuentran en los productos de origen animal y también en los aceites tropicales. Existen las malvadas grasas saturadas como la margarina y otras variedades elaboradas a partir de aceites vegetales hidrogenados poliinsaturados que son nocivas para la salud.

Siguiendo con las buenas grasas, toca hablar de los aceites grasos poliinsaturados que aportan al cuerpo los ácidos grasos esenciales Omega 3 y Omega 6.[73]

Cuando hablo de ácidos grasos esenciales, y sobre todo con referencia a los Omega 3, eso significa que el cuerpo no los puede producir y por lo tanto deberían ser suministrados con la ayuda de la alimentación. Existen tres tipos principales de Omega 3: ALA (ácido alfa-linolénico) que se encuentra principalmente en las plantas, EPA (ácido eicosapentaenoico) y DHA (ácido docosahexaenoico), estos últimos dos siendo presentes en los productos de origen animal y las algas.[74]

Mirando el orden de importancia, el ALA se sitúa en el puesto número 3 ya que no está activo en el cuerpo humano y necesita ser convertido en formas activas, el EPA se sitúa en el puesto número 2 ya que parte de este ácido graso se convierte en DHA, y en el puesto número 1 está el DHA ganando el título del ácido graso más importante en el cuerpo humano.[75,76,77,78,79]

El EPA y DHA (la mejor fuente de Omega 3) se encuentran principalmente en los productos animales como el pescado graso y el aceite de pescado y krill, pero también se encuentran en los huevos, carnes y en productos lácteos que provienen de animales alimentados con pasto.

Asimismo para ser más explícito podrás obtener esa magnífica fuente de Omega 3 a partir de mucha variedad de alimentos como el salmón, la caballa, las sardinas, las ostras, las anchoas, el caviar, las semillas de lino, las semillas de chía, las nueces, y los frutos del mar.

Haciendo un pequeño comentario, los que siguen un estilo alimenticio vegetariano o vegano acaban con deficiencias (sobre todo de DHA) por falta de los ácidos grasos Omega 3.[80,81]

Por lo tanto, los que no ingieren estas fuentes que contengan Omega 3 no pueden beneficiarse del poderoso efecto anti inflamatorio, del poder de reducir la resistencia a la insulina, mejorar los factores de riesgo de enfermedades de corazón sobre todo en personas con el síndrome metabólico, el poder de prevenir y tratar la depresión y la ansiedad, el poder de reducir el riesgo de algunos tipos de cáncer como cáncer de mama, colon y próstata.[82,83,84,85,86,87,88,89,90,91,92]

Ya te he dado más motivos para incorporar estos ácidos grasos Omega 3 en tu alimentación, y además de los beneficios más arriba mencionados ten en cuenta que la ciencia demuestra que estos tipos de ácidos grasos ayudan a reducir los dolores menstruales, incluso en un estudio se concluyó que es más efectivo que el Ibuprofeno, y también ayudan a mejorar la calidad y la duración del sueño tanto en los niños como en los adultos.[93,94,95,96,97]

Ese aporte en tu alimentación de Omega 3, contribuirá también a luchar contra la resistencia a la leptina tal y como se relata en las conclusiones científicas.[98,99,100]

En la revista "Today's Dietitian", en la edición de julio 2015, se pone en evidencia que el consumo de alimentos saludables incluyendo los que son ricos en antioxidantes antiinflamatorios y en grasas omega 3, pueden mejorar la resistencia a la leptina.[101] Sabemos que la leptina es una hormona producida principalmente por las células de grasa corporal y que ayuda a reducir el apetito si existe una buena sensibilidad.

Los expertos hablan de un balance idóneo o bien de una proporción entre los Omega 6 y Omega 3, y que actualmente, en el estilo alimenticio moderno predomina un balance "caótico" entre los dos, siendo aproximadamente de 16:1 a favor de los Omega 6.

No es que los Omega 6 sean malvados, porque estos ácidos grasos también tienen funciones importantes en el cuerpo humano, sino que ingerir demasiados Omega 6 contrarresta los efectos anti inflamatorios de los Omega 3, y como te puedes imaginar el estilo moderno (en la mayoría) de 16:1 es demasiado.[102,103,104]

El balance, según los autores e investigadores, entre los Omega 6 – Omega 3 debería ser de 3:1 (o de 1:1), y eso significa que por cada 3 gramos de Omega 6 se debería consumir por lo menos 1 gramo de Omega 3 para conseguir una salud óptima.

¿Qué cantidad de grasas debería incorporar en mí alimentación?

Los especialistas en nutrición recomiendan ingerir un total de 30 % de grasas en nuestra alimentación, y dependiendo del caso puede ser un punto entre 20 % y 40 %.

Pero lo más importante son los tipos de grasas, que deberíamos incluir en esa cantidad, asimismo se recomienda crear un equilibrio entre las grasas saturadas, monoinsaturadas y poliinsaturadas, y eso significa 1/3 partes de cada tipo de grasa.

No te quedes intimidado. Esa cantidad de 30 % te parecerá muy grande pero en realidad no es para tanto. De hecho es muy fácil incorporar esas grasas sin medir los gramos en cada plato y tampoco tener dolor de cabeza.

Como bien sabes, en todos los tipos de aceites y grasas, se puede encontrar una combinación de estos tres tipos distintos, sin embargo aquí expondremos una lista con los alimentos y aceites que describe el mejor contenido de grasa de cada uno.

Fuentes de grasas que recomiendo:

Saturadas	Monoinsaturadas	Poliinsaturadas
Mantequilla	Aguacate y su aceite	Aceite de pescado
Aceite de coco	Aceite de oliva virgen extra	Semillas de lino
Huevos	Nueces	Aceite de lino
Lácteos	Mantequilla de cacahuete	

¿Cuál es la porción adecuada?

La porción de grasas se puede medir con la ayuda de la cuchara, no muy llena (en caso de los aceites), o bien en el caso de las nueces y semillas se puede medir simplemente con el dedo gordo. Y en este caso, si queremos por ejemplo incorporar a nuestro plato una porción de grasas, las mujeres pueden tomar 1 medida del dedo gordo (esa es la dimensión a simple vista del alimento en el plato) y los hombres pueden tomar 2 medidas. Imagínate que quieras añadir nueces a tu plato, entonces la mujer puede tomar 2 nueces (que pueden ser alrededor de 10 gramos) y el hombre 4 nueces (que pueden ser aproximadamente 20 gramos).

Sin embargo, si he incorporado una porción de pescado como el salmón pues obviamente no debería incorporar más grasas en esa comida. Lo mismo pasa también en la porción de verduras, cuando añadimos encima una cucharada de aceite de oliva virgen extra.

Pautas para las grasas en tu alimentación:

Consume sólo grasas provenientes de fuentes naturales y nunca las grasas que hayan sido dañadas químicamente como la margarina o bien productos procesados que contengan grasas hidrogenadas, grasas trans u oxidadas.

Al comprar tus alimentos que contienen grasas, mira si en la composición tienen otras sustancias químicas añadidas, y si los tienen evita esos productos.

Una duda de toda la gente que ha decidido mejorar su estilo alimenticio, es no saber exactamente qué tipos de grasas utilizar a la hora de cocinar.

Tu mejor opción es utilizar aceites y grasas que sean estables y que no se oxiden o se vuelvan rancios sobre todo cuando se cocina a alta temperatura.

Los aceites provenientes de fuentes vegetales (grasas poliinsaturadas) deberían ser evitados debido a su naturaleza reactiva. En otras palabras cuando estos tipos de aceites poliinsaturados están expuestos a calor, luz, y al oxígeno durante el embotellado, transporte y almacenaje se pueden oxidar. Cuando estos aceites se oxidan del calor, reaccionan con el oxígeno, creando radicales libres y otros compuestos nocivos que puedan causar daño celular y aumentan el riesgo de contraer cáncer y otras enfermedades degenerativas.

Estos son los aceites vegetales que deberías evitar a la hora de cocinar tus alimentos: aceite de maíz, de soja, de canola, de girasol, de sésamo, de semillas de uva, de colza, de algodón, de cártamo y el aceite de salvado de arroz.

Los aceites refinados, más arriba mencionados, son demasiado ricos en Omega 6 y los deberías evitar a toda costa. De hecho los estudios vinculan estos aceites con enfermedades de corazón y también el cáncer.[105,106,107]

La mejor opción es utilizar las grasas saturadas y monoinsaturadas para cocinar, ya que son bastante resistentes al calor.[108]

El factor más importante para determinar la resistencia de un aceite a la oxidación o enraciamiento al calor, es el grado relativo de saturación de los ácidos grasos que contiene, por ese motivo las grasas saturadas y monoinsaturadas son las más indicadas.

Aceites que son seguros para cocinar tus alimentos: aceite de coco, mantequilla, aceite de oliva virgen extra (primera prensión en frío), aceite de aguacate.

Aunque en los últimos años el aceite de coco ha recibido más atención que nunca, merece estar en el puesto número 1 de los aceites que más beneficios puede ofrecernos. La grasa saturada del aceite de coco contiene principalmente triglicéridos de cadena media, también conocidos como MCT, que proporcionan combustible inmediato para el cerebro. El aceite de coco tiene propiedades antioxidantes y anti inflamatorias y por eso parece ser útil en tratar y prevenir enfermedades degenerativas. Asimismo este aceite ha sido utilizado con éxito para tratar el Alzheimer.[109] Quizás lo más interesante de incorporar el aceite de coco en tu alimentación diaria es el efecto de cara a perder grasa corporal.[110,111,112] En un estudio del año 2001, de la Sociedad Americana de Ciencias de la Nutrición, se encontró que los que tenían un mayor índice de masa corporal perdieron más grasa corporal, especialmente en la zona media del cuerpo, al consumir aceite de coco cada día, con ningún otro cambio en la alimentación o en el estilo de vida.[113]

Estar preparado significa triunfar

Después de haber leído el simple sistema que te ayudará a nutrir el cuerpo, puedes pensar que ya tienes el secreto de adelgazar.

No corras tanto.

Permítame que te diga, que aun sabiendo cómo deberías alimentarte, hay algunas cosas muy importantes que pueden interferir con tu objetivo.

Te toca ponerlo todo en la práctica, pasito a pasito, pero necesitas preparar tu casa, con especial atención hacía tu cocina, para poder triunfar.

Arreglar y poner en orden tu espacio y tu entorno puede ser sin duda el éxito garantizado a largo plazo.

Donde tú vives, sea en tu casa o en alquiler, puedes hacer pequeños cambios que favorezcan tu objetivo.

Y en definitiva para que no tengas más problemas con tu peso hace falta cambiar viejos hábitos por unos nuevos que te ayuden.

¿Pero cómo?

Si tienes el hábito de "atacar" la bolsa de patatas fritas cada noche antes de cenar, esto puede ser un problema. En este punto ya sabes que el sistema hedónico puede ser muy poderoso ya que los alimentos altamente gratificantes pueden hacer que comas por encima de tus necesidades energéticas.

¿Sabías que la persona promedio hace más de 200 decisiones sobre la comida cada día?[1]

Es muy difícil luchar contra tu pensamiento sobre la comida basura que te "mira" sin parar en la cocina o en el salón, sabiendo que hacemos tantas decisiones al día sobre el comer.

Rechazando la invitación de una señal al cerebro, significa revertir hábitos desde hace mucho tiempo. Al principio, tendrás que controlar las acciones con cuidado, pero a largo plazo, podrás reemplazar un conjunto de comportamientos automáticos con otros.

Fuera de la vista, fuera de la mente

No dejes ningún alimento altamente gratificante a la vista en tu casa. Es especialmente importante al empezar con tu nuevo estilo de vida, evitar los desencadenantes ambientales.

Utilízalos de forma inteligente.

Reemplaza los alimentos basura de los cuencos con frutas, verduras y frutos secos como las nueces y las almendras.

Haz que los desencadenantes ambientales trabajen para tí.

Será un pelín más complicado si vives con tu familia o tu novia/o si en un principio ellos quieren comer "como toda la vida" (sin control). Habla con tu familia y pon todos estos alimentos en sitios donde no puedas verlos o alcanzarlos a la primera.

Por ejemplo una de mis clientas encontró una solución excelente en cuanto al helado. Aunque su marido prefiere comer helado de vez en cuando, ella cambió el sitio del congelador y lo colocó en la última bandeja detrás de las bolsas de verduras congeladas.

Por otro lado la solución más adecuada sería coger directamente una bolsa de basura (de las grandes), vaciar toda la despensa, la nevera, y el congelador de los alimentos procesados, e ir directamente sin pensarlo a un contenedor. Sé que muchos de vosotros me vais a llamar cruel, pero la verdad es que si no tiras esos alimentos los acabarás tirando en forma de muchos kilos de grasa en tu cuerpo.

Hablando de la familia, vamos a ser sinceros y a considerar situaciones cuando un familiar o tu pareja, coma sobre todo algo altamente gratificante como un alimento fast food, en el mismo espacio que comparten. Pongo especial atención a este tipo de comidas porque por norma general puede desencadenar un apetito tremendo aunque no tengas para nada hambre fisiológica.

Sabemos que para cambiar algo, nos tenemos que comportar de manera diferente. Aunque no lo pensemos, tal y como lo explica David Kessler, para cambiar nuestro comportamiento necesitamos cambiar nuestra valoración emocional de los alimentos altamente gratificantes.[2]

Aprender a actuar de una nueva manera requiere, ser atraído por algo que se quiere, o bien ser "alejado" de algo que ya no parece deseable. El aprendizaje se produce más fácilmente cuando las dos cosas ocurren juntas.

Comenzamos el proceso de valoración emocional mediante el reconocimiento de nuestra capacidad para asignar un valor a los alimentos, ya sea bueno o malo. Si aprendemos a mirar este tipo de comidas en una luz negativa, e imbuir con un comportamiento emocional igual que nos anima a alejarnos, podemos invertir el hábito.

Al final, la explicación más sencilla es mirar estos estímulos de otras maneras. Las personas que tienen éxito con sus objetivos de adelgazar, eventualmente logran tener la negatividad automáticamente activada en presencia de falsos alimentos.

Prepara tu entorno

No dejes que nadie se encargue de tus objetivos y problemas.

Sólo tú puedes hacer que las cosas cambien y sólo tú puedes influenciar positivamente a los demás.

En este momento me gustaría adivinar quién es el lector promedio de este libro o en qué categoría de edad y de objetivo específico está. Aunque no es lo mismo escribir para una chica que tiene 20 años, que necesita ayuda para crear un estilo de vida realmente más sano, como para escribir al padre o madre de familia que tiene una edad de como por ejemplo, de 48 años. Por esta misma cuestión, es importante ver estas páginas escritas como posibles soluciones o bien como unos consejos que puedes aplicar en tu vida según tu única persona y puede depender también según lo que vivas en tu entorno.

¿Por qué digo esto?

Pues, porque es el momento de pensar más allá del hambre fisiológico y descubrir qué es lo que nos hace comer mucho más de lo que pensamos. Parece, que cada vez que nos sentamos a la mesa, donde nos sirven comida, estamos en una misión de acabar con todo lo que hay en la mesa.

En realidad comemos en exceso porque hay desencadenantes e indicios alrededor nuestro que "nos dicen" que comamos. Tal y como expone el investigador Brian Wansink, en su libro "Mindless Eating" (Por qué comemos más de lo que pensamos), simplemente no está en nuestra naturalidad hacer una pausa después de cada bocado y contemplar si estamos llenos.[3] Cuando comemos, buscamos sin saber indicios si hemos tenido suficiente. Por ejemplo si no queda más comida en la mesa, o los demás se levantan y te quedas sólo, eso sería una señal.

Vamos a ver un estudio muy interesante que el Dr. Wansink hizo con las palomitas de maíz en el cine.[4] ¿Crees que la cantidad de palomitas de maíz comida, depende del hambre y del buen sabor que puedan tener?

Los investigadores dieron gratis a cada persona, que había comprado su entrada para ver una película, un refresco con un cubo mediano de palomitas o un refresco y un cubo grande. Las palomitas no eran recién hechas, de hecho ya tenían 5 días y con un sabor horrible. Los mismos cubos habían sido seleccionados para ser lo bastante grandes para que nadie acabara sus palomitas.

Una vez que estos espectadores empezaron sus cubos, el sabor de las palomitas ya no importaba. A pesar de que algunos de ellos ya habían comido antes de venir al cine, las personas que recibieron los grandes cubos comieron un promedio de 53 % más que aquellos que recibieron el cubo mediano de palomitas.

Tendrás que ser un verdadero mago y empezar a hacer magia con tus platos, tus porciones, los vasos de los que bebes, y con más factores de tu entorno como comer delante de la tele sin pensar.

Así como la ciencia demuestra, las porciones excesivas, que están cada vez más comunes en restaurantes y bares, sobre todo de alimentos muy ricos en calorías (pero no en nutrientes) contribuyen a un consumo excesivo y por lo tanto pueden frenar tu avance de adelgazar.[5,6,7]

Pon delante de tus ojos lo que vas a comer y sé un ilusionista

Escribir un libro como este y obligarte a no ir a fiestas, reuniones de trabajo, reuniones familiares, o cenas, simplemente porque existe el riesgo de que comas más de la cuenta, es una locura.

Sería una locura por mi parte cerrar los ojos y darte un método milagroso con la condición de aislarte y de que te salgas del camino por el que va nuestra sociedad.

Creemos más en nuestros ojos que en lo que nos dice nuestro estómago.

Si en una cena comes alimentos que ocupan poco volumen pero con una densidad calórica elevada, podrás acabar diciéndote que todavía te permites picar algo más ya que la cantidad, según tú, no es para tanto. La mayoría de nosotros nos basamos en el tamaño (volumen) de la comida para decidir si "estamos llenos". Solemos comer la misma cantidad de comida que visualmente estamos acostumbrados a comer.

Si comemos una hamburguesa que necesita las dos manos para sostener, deberíamos estar satisfechos. Pero si comemos una que se puede sostener fácilmente con tres dedos, es posible que miremos a por más.

Los científicos probaron esto en un estudio con hamburguesas.[8] Hicieron que una hamburguesa de un cuarto de libra se vea igual en el tamaño que una hamburguesa de media libra, añadiendo lechuga, tomate, y cebolla para que parezca grande. A pesar de que la hamburguesa de un cuarto de libra tenía mucho menos calorías que la de media libra, las personas se valorarían a ellos mismos como igual de satisfechos (llenos) después de que la comida haya acabado.

Se podría decir que las personas no comen calorías, sino que comen volumen.[9]

Utiliza esto de manera inteligente y añade más vegetales y hortalizas a tus platos para que parezcan mucho más grandes.

Volviendo a los encuentros sociales, creo que te das cuenta, que tener un estilo de vida que te aporte salud y que te ayude a adelgazar va más allá del comer sólo en tu casa donde se supone que lo controlas todo.

Eso es, se supone, porque como lo vamos a ver ahora, simplemente el tamaño de los platos y de los vasos nos hará ingerir y beber más allá del hambre fisiológico.

Es el momento de no comportarte como los monos del experimento y adoptar una mentalidad de crecimiento.

Aunque pienses que puedas controlar tus porciones, es muy probable que las porciones te controlen a tí. Pues dependiendo del contexto, tus ojos pueden pensar que comes muy poco o que has tenido suficiente.

Vamos a analizar la siguiente imagen. ¿Qué tomate blanco te parece más grande, el de la izquierda o el de la derecha?

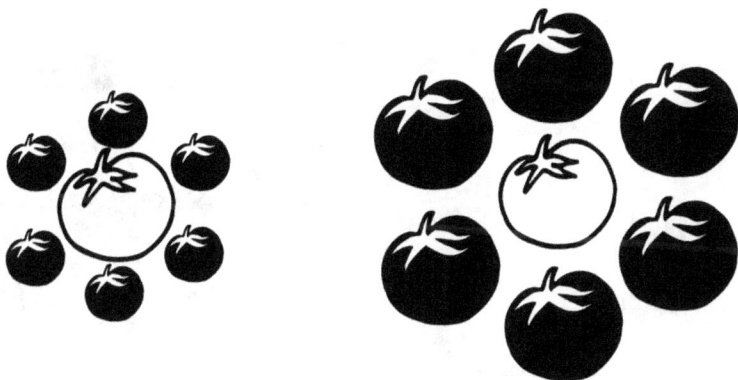

Es una ilusión y claramente a primera vista parece que el tomate blanco de la izquierda es mucho más grande que el de la derecha.

En realidad es sólo una cuestión de percepción y los dos tomates blancos tienen la misma dimensión.

La dimensión de tu plato puede controlar directamente la cantidad que vas a comer.

Esto es sin duda el cambio más importante que puedes hacer en tu casa.

Cambia los platos grandes por unos más pequeños.

Esto te hará inconscientemente comer mucho menos. Por ejemplo una porción de proteínas acompañada de verduras, parecerá mucho más grande en el plato pequeño que en el plato grande. Sé inteligente y deja que las ilusiones trabajen para tu objetivo y salud.

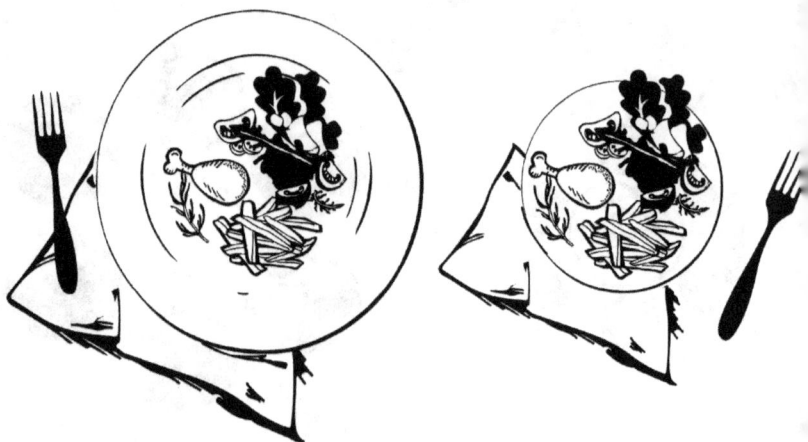

Lo mismo puedes hacer cuando preparas tus comidas y cenas. Compra unos tuppers pequeños y haz tus porciones según el Sistema de nutrición. De este modo vas a estar más preparado para triunfar.

Por otro lado, nos toca hablar también de las bebidas, sean bebidas alcohólicas, refrescos, zumos y demás. Una de las recomendaciones de este libro es eliminar definitivamente de tu estilo de vida todas las bebidas que contienen gran cantidad de calorías vacías.

La gran recomendación es eliminar de tu entorno los zumos, refrescos, y bebidas alcohólicas porque sin duda, esto será un obstáculo que tendrás que superar si quieres ganar más salud y mejorar tu composición corporal.

Aun así, soy consciente que habrá momentos en tu vida social cuando tendrás que ser inteligente y darte cuenta del peligro, que puedes beber mucho más sin apenas darte cuenta.

Vamos a observar la siguiente imagen.

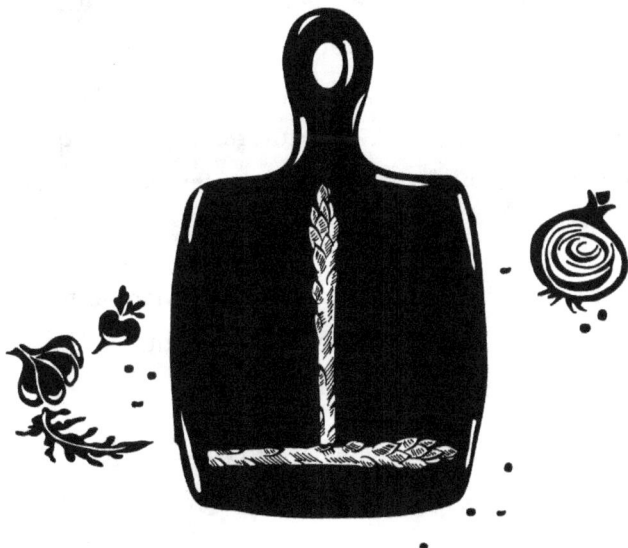

¿Qué línea de espárrago te parece más larga?

Al mirar esta otra ilusión, podrás pensar que la línea vertical del espárrago es más larga que la línea horizontal.

En realidad, estas dos líneas que forman una "T" invertida, tienen la misma longitud pero nuestro cerebro tiene una tendencia a centrarse en la altura de los objetos a cargo de su anchura.

Si por ejemplo tienes dos vasos, uno alto y delgado y otro ancho y corto, ¿de qué vaso crees que beberás mucho más?

Seguro te vas a quedar sorprendido de cómo nos puede influenciar simplemente la forma de los vasos, así como esta ilusión nos engaña a primera vista.

Por ejemplo en un estudio se examinaron los sesgos en la percepción de volumen debido a la forma del recipiente. Los resultados muestran que el volumen percibido, el consumo percibido y el consumo real están relacionados de forma secuencial. Los autores muestran que la forma de los contenedores afecta la preferencia, la elección y la satisfacción post – consumo.[10]

Para observar cómo puede influenciar la forma de los vasos en la ingesta de bebidas, los científicos hicieron unos experimentos con unos adolescentes.

Los científicos convencieron a la organización de un campamento de salud y nutrición en New England, a hacer un pequeño ajuste en la cola de la cafetería.[11] A medida que los adolescentes entraron en el comedor, se les dio aleatoriamente ya sea un vaso alto y delgado, o bien un vaso corto y ancho con la misma capacidad. Los niños se sirvieron de la comida que quisieron y vertieron en los vasos cualquier bebida que quisieron. Los resultados fueron sorprendentes.

Los campistas que recibieron los vasos altos y delgados se vertieron alrededor de 5.5 onzas, sin embargo los que recibieron los vasos cortos y anchos vertieron la sorprendente cantidad de 9.6 onzas, que es un 74 % más.

En cuanto a los adultos, ellos tampoco lo hacen bien. Los investigadores Wansink y Koert Van Ittersum han repetido el estudio de los adolescentes pero con adultos, musicantes de jazz. En dos consecutivas mañanas, se les ofreció a los adultos el desayuno acompañado de un vaso alto y delgado o bien un vaso corto y ancho. Las personas que recibieron el vaso corto y ancho vertieron un promedio de 19 % más zumo o refresco que los que recibieron el vaso alto y delgado.

Aunque piensas que a ti personalmente no te puede afectar la forma de los vasos, permítame decirte que la ciencia demuestra lo contrario.

No será un problema si el único líquido que bebes es agua.

Tú y la comida

Es el momento de mirar la comida y los alimentos con otros ojos.

Es verdad que al comer, todos seguimos unas formas y en definitiva parece que seguimos unos patrones específicos.

Se trata de crear unos patrones inconscientes positivos, los patrones que darán forma a tu estilo de vida. Un estilo de vida en el cual podrás llevar tu cuerpo hasta donde quieras.

Se trata de descubrir y de trabajar contigo mismo. Descubrir qué tipos de patrones te han hecho llegar hasta el estado que tú odias.

Buscamos milagrosamente qué tipos de alimentos, combinaciones, sustancias, y cuántos gramos consumir pero no pensamos en "nuestra relación" con los alimentos.

La gran cuestión es cómo puedes cambiar los patrones inconscientes negativos, los que te mantienen con los kilos de grasa corporal, en unos patrones conscientes donde eres consciente y observador, para que al final descubras unos patrones inconscientes positivos, donde apenas "trabajes", y las formas positivas tengan lugar.

Patrones inconscientes negativos (que no apoyan nuestro objetivo)
↓
Patrones conscientes (nosotros controlamos y observamos)
↓
Patrones inconscientes positivos (estilo de vida implementado)

Cada vez, observo muchas más personas que no tienen en cuenta el hecho de alimentarse de una forma consciente. En el top de la lista entran las excusas como: voy a comer lo que pille cuando tenga tiempo al estilo vagabundo, o mientras como la cena contesto a unos correos electrónicos, miro una peli y hablo con mi mujer.

¿Cuándo ha sido la última vez que has cocinado tu plato de comida, visto, saboreado y disfrutado?

Nos olvidamos de escuchar a nuestro propio cuerpo, el que nos manda continuamente señales para decirnos lo que tenemos que hacer.

Seguir unos patrones negativos no te dará la oportunidad de hacer caso a tus instintos naturales.

No esperes a que te cocinen

No importa si eres millonario o si te consideras pobre. Empieza a aprender hacer tus propias comidas, cenas y desayunos. Participar y cocinar tus alimentos te dará inconscientemente más respeto hacia la comida que te sirvas en el plato.

Saber que tú mismo eres el creador y el personaje principal hacia tu nuevo cuerpo, es una cosa maravillosa.

No caigas en la trampa "del vago" donde esperas que tu madre o mujer/marido te haga siempre la cena o la comida. Estarás obligado a comer todo lo que te sirven más bien por un motivo emocional. En la creencia popular el no comer lo que te sirven, es cómo un insulto.

Además me encontré con esta situación muy "normal" en estos días, entre muchos conocidos, donde existe la obligación de comer lo que haya en aquel momento. El problema aquí puede ser también en la Jefatura de la cocina, si el chef de la casa tiene unos hábitos digamos no en línea con tus objetivos. Me encontré con esta situación, donde mi clienta María ha tenido que convencer difícilmente a su madre que las comidas fritas, que estaban en el menú cada día, son las que frenan su bajada de peso.

¿Qué piensas que ha pasado con María?

María se dio cuenta de que para seguir bajando de peso tenía que poner manos a la obra. Como nunca había cocinado, al principio empezó a ayudar a hacer sus platos. Además le propuso a su madre que ella participara en la compra para que de este modo no se sintiera obligada a comer alimentos que no quisiera. María me ha sorprendido positivamente porque ha facilitado ayuda al cambio, de las comidas y cenas de la casa.

El camino definitivo hacia adelgazar para siempre es empezar a cocinar. No pasa nada si en este mismo instante te sientes perdida o perdido.

En un estudio de la Universidad Johns Hopkins, se concluyó que las personas que cocinan sus platos en casa comen mucho más saludable y consumen menos calorías que aquellos que cocinan muy poco.[12] Además los investigadores afirman que cuando las personas cocinan la mayoría de sus platos en casa, consumen menos carbohidratos, menos azúcar y menos grasa a diferencia de aquellos que no cocinan, incluso si no están tratando de perder peso.

Otro patrón inconsciente negativo, pasa cuando estamos comiendo o cenando con toda la familia. Es un verdadero placer compartir buenos momentos con nuestra familia y estar juntos en la mesa. Y también es verdad que cuando lo pasamos tan bien con nuestra familia o pareja, perdemos la cuenta de cuanto hemos comido y bebido. Imagínate la situación cuando un familiar nos tiene que salvar de lo que queda en nuestro plato ya que estamos "por explotar" y no podemos más. Si ese familiar eres tú, al final del año acabarás con unos cuantos kilos de grasita. Y por otro lado cuanto más tiempo se pasa en la mesa, más se come, por norma general.

El problema no está en comer con la familia. No tenemos que ir al bosque y comer a solas.

Más bien digamos que podemos ser conscientes a partir del punto en el que podamos observar y controlar.

Elige tu porción (no dejes que te sirvan) en tu plato pequeño, antes de sentarte a la mesa, y come lento mientras disfrutas de cada bocado y también junto a tus seres queridos.

Limítate a satisfacer tu verdadera hambre fisiológica y no tendrás problemas en adelgazar

Una gran ayuda para entender cómo hacer esto, es observar a las personas naturalmente delgadas porque estas personas siguen unos patrones naturales positivos que les ayuda a mantenerse con esa línea.

Supongo que tienes un familiar o bien un conocido que sea "naturalmente delgado". Mira a esa persona y observa (sin decirle nada) cómo se comporta en la mesa y qué pasa con su plato. Hay una manera de la que inmediatamente puedes descubrir si esa persona es naturalmente delgada o no. Normalmente estos individuos dejan algo de comida en el plato una vez hayan quedado sin hambre.

Las personas naturalmente delgadas dejan de comer lo que hay en el plato una vez que están satisfechas.

Quizás lo estás pensando: Estas personas gobiernan la cantidad que hayan ingerido escuchando su propio cuerpo, y no por la cantidad que haya quedado en el plato, incluso si adoran ese tipo de comida.

La autora Jilian Sarno Teta, experta en soluciones naturales para la salud digestiva, pone énfasis en comer de forma consciente para una mejor digestión y la importancia de reconectar naturalmente con nuestro propio cuerpo.[18]

Llamo tu atención porque para algunos, sentarse a la mesa y acabar obligatoriamente con todo lo que hay en plato, por las falsas creencias "de que en África los niños se mueren de hambre", puede ser verdaderamente estresante. Sentirse presionado bien por la familia, por la parte emocional o por otros motivos (que provocan estrés), puede ser un verdadero bloqueo hacía adelgazar definitivamente. Comer una comida mientras te sientes tensa/o es una configuración para continuos males digestivos, mientras que comer en un estado relajado (sin culpabilidad alguna) optimiza los procesos naturales de la digestión.

Suena bastante simple hacer lo que escribí más arriba, pero para algunos puede ser una tarea casi imposible porque todavía se siguen esos patrones negativos que no ayudan a diferenciar cuándo se tiene hambre fisiológica (la necesidad del cuerpo de ingerir alimentos) y reconocer los indicios naturales de saciedad.

Aprender cuándo tienes hambre y cuándo parar de comer es un trabajo individual que puedes empezar ahora mismo.

Por ejemplo aquí tienes algunos de los indicios para reconocer el hambre verdadero (según la Dr. Jillian Sarno Teta):

- la sensación de vacío cerca del plexo solar (el área que está por encima del estómago y justo debajo del pecho)

- el gruñido del estómago por encima de la línea de la cintura

- esa sensación general de vacío o de hambre.

Por otro lado, además de los indicios expuestos más arriba se puede utilizar una escala del hambre para decidir si es el momento de alimentarte. Por ejemplo si utilizas una escala de 1 a 10, el 1 siendo nada de hambre y el 10 siendo el hambre extremo, intenta alimentarte en el momento que sientas que tu hambre se sitúa en un nivel moderado entre el número 5 y 7.

Mientras comas de tu plato, cuando recibes las señales de saciedad tienes una elección: puedes elegir escuchar a tu cuerpo y parar de comer, o bien puedes ignorar esa señal y seguir comiendo.

Tengo que reconocer que para una persona que ha seguido muchas dietas sin ningún resultado a largo plazo, esa tarea se convierte en una verdadera pesadilla. El hecho de no saber cuándo dejar de comer (aunque estés satisfecha) no es tu culpa.

Se puede tratar de un patrón negativo aprendido a lo largo de los años, sobre todo desde la infancia, cuando tú hayas intentado dejar de comer porque tenías suficiente, pero tus padres te han obligado a seguir comiendo toda la cantidad que ellos te servían en el plato. Por lo tanto es probable que hayas aprendido "que está bien ignorar esa pequeña voz que te decía que estabas ya satisfecha".

Sin embargo ahora tienes el poder de tomar tus propias decisiones, y has decidido que harás el esfuerzo de poder reconectar naturalmente con las señales que te manda el cuerpo. Sigue las recomendaciones:

1. Cuando comas, sólo come. Pon atención a lo que tienes en el plato y no mezcles el comer con ninguna otra actividad. Si miras la televisión, estás navegando por Internet, o estás conduciendo, perderás la señal de parar cuando estés satisfecha/o. Si hasta ahora comías en el salón y estabas acostumbrada/o a mirar la tele, cambia de sitio. Ve a la cocina, siéntate a la mesa y no te distraigas con nada. Estás sólo tú, la comida y nadie más. Eso significa ser positivamente consciente.

2. Saborea la comida con tus otros sentidos, utiliza tus ojos, la nariz, las orejas, y los dedos, antes de empezar con el primer bocado. Presta atención a los aromas de la comida, los sabores, y las texturas. Se acabó con el comer por ansiedad. Te recomiendo que seas consciente de cualquier cambio en el sabor de la comida que comes. Saborear con todos los sentidos lo que has cocinado o lo que te has puesto tú misma/o en

el plato te dará la oportunidad de expresar gratitud por los alimentos y la fuente de donde provienen, por eso mi recomendación de comprar alimentos de la gente local, los que cultivan de manera natural.

Siguiendo esta segunda recomendación, crearás un patrón consciente positivo que va de la mano con la siguiente recomendación.

3. Come lento, sin tener prisa alguna. Mastica cada bocado que tomes, a fondo, especialmente los carbohidratos. La recomendación de los expertos en digestión es masticar cada bocado entre quince y veinticinco veces hasta que se transforme en pulpa y líquido. Sé que para algunos comer lento es una cosa que parece imposible, pero es una de las formas de reconectar con los sentidos naturales de tu cuerpo. No pienses que cada vez que te sientas a la mesa, es obligado contar las veces que mastiques, para toda la vida. Se trata de estar consciente y de masticar bien cada bocado, hasta que se transforme en un comportamiento automático donde no te darás cuenta que lo estás haciendo.

4. Reduce la "velocidad" de comer cuando el hambre disminuye y para de comer cuando estés satisfecha/o pero no completamente llena/o (o por explotar). Comer lento y masticar con cuidado cada bocado te ayudará a estar en contacto y a verificar tu nivel del hambre mientras comes.

Algunos indicios de saciedad son los siguientes: la presión suave cerca del plexo solar (el área que está por encima del estómago y justo debajo del pecho), una reducción del gusto atractivo de los alimentos al mismo tiempo que la comida avanza, una sensación de tranquilidad, una sensación general de estar energizado suavemente.

Llegar a alimentarte como una persona naturalmente delgada requiere mucha práctica y sin duda no serás capaz de hacerlo perfectamente de la noche a la mañana, ni deberías. Mientras aprendas nuevos hábitos positivos es necesario desaprender hábitos negativos que te han acompañado a lo largo de muchos años. Por este motivo te recomiendo que lo hagas todo gradualmente, paso a paso.

Acuérdate de la mentalidad de crecimiento e intenta adoptar este tipo de mentalidad. Sé bueno y amable contigo mismo cuando cometas un error y trata esos errores como experiencias de aprendizaje.

Crear una relación positiva con la comida requiere la huida del círculo vicioso, donde la comida quizás era un verdadero enemigo, y donde te has quedado bloqueado año tras año. La forma de triunfar, es mirar la comida con otros ojos y empezar a practicar alimentarte de una forma consciente e inteligente.

Conviértete en el Rey o la Reina de la Compra

La gran mayoría de mis clientes odian ir de compras.... Odian ir a comprar alimentos dos o tres veces a la semana, pero no odian ir a comprar ropa.

Ya está, he dado en el clavo.

O sea, puede ser que odies ir hasta la frutería de al lado de tu casa a comprar tus frutas y los vegetales dos veces por semana.

Muchas veces oigo algo parecido: "Me da pereza ir a comprar alimentos 2 veces a la semana, o incluso una vez a la semana...."

Sí, pero no te da pereza ir a comprarte ropa. ¿Pues sabes quién va a llevar ese precioso vestido o esa camisa?

Tu cuerpo, así que si piensas ponerte esas vestimentas nuevas, piensa que organizar y hacer tu compra con alimentos nutritivos debería ser tu nueva prioridad. Supongo que este es tu objetivo principal si has adquirido este libro.

Ir a comprar tus alimentos no debería ser para nada aburrido, sino como una oportunidad de mejorar tu salud. Ya sabes que aquí nos centramos sólo en ganar y no en perder.

Es muy probable que esta pequeña introducción no te haya convencido porque tu mente ya ha encontrado un montón de excusas como la falta de tiempo o quizás crees que esa tarea no sea para ti.

El bienestar no supone ir cada día a los bares y a los restaurantes a comer todas tus comidas, ni siquiera estar en tu sofá y pedir una pizza a domicilio ni tampoco pedir comida rápida del chino. Muchos confunden el "estatus social" de bienestar con lo que te describí antes. Es verdad que quizás, con tantas tareas de hoy en día que nos presionan, no tengas tiempo de hacer esos platos laboriosos que requieren muchísimas horas delante del fuego de la cocina, sin embargo hay estrategias de suministro para los alimentos y de preparación que son muy accesibles y por encima de todo saludables.

Acuérdate que tú tienes la habilidad de hacer todas las cosas, con práctica, y sólo necesitas emplear las estrategias correctas.

La habilidad de preparar y hacer la compra de tus alimentos no significa para nada ser un experto y encontrar "los mejores productos" al menor precio o comprar en ofertas tipo 3 a precio de 2.

La clave es encontrar tu propio ritmo y un equilibrio de abastecimiento con productos de gran calidad nutricional para poder ser consumidos en su totalidad y que ayuden con mucha facilidad en la creación de platos nutritivos y apetitosos.

La verdad es que si no te implicas directamente y no participas o tomas las riendas de la lista de tu compra y de tu familia, seguirás en esa burbuja ilusoria donde crees que eliges los alimentos.

Como lo dije, creer que eres el jefe de tus elecciones alimenticias es una pura ilusión.

De hecho todas las elecciones que tú hagas sobre la comida en tu casa son simples hábitos adoptados y heredados a lo largo de la vida y otros condicionados por los padres y familiares.

El jefe de la compra es la influencia más grande de la comida en nuestra vida. En una investigación, los expertos estimaron que el "guardián nutricional de la casa" controla el 72 % de las decisiones alimenticias de sus hijos y de su cónyuge.[1]

Normalmente esta es la persona, que hace la lista de compras y elige los alimentos, que influye en la nutrición y en la salud de toda la familia o los habitantes de la casa.

Casi todo lo que hay para desayunar, comer y cenar está controlado por la misma persona. ¿Y, sí esta persona, tan querida para nosotros, no tiene el mismo objetivo que nosotros, o simplemente no se ha propuesto mejorar la salud?

Vamos a acordarnos de la solución que ha encontrado mi clienta María, que se implicó directamente en cocinar sus platos más sanos para acabar con las comidas fritas e incluso se implicó en la compra de alimentos.

Los resultados de un estudio muy interesante, realizado en el año 2009 por el investigador Mike Reid y sus compañeros, sugiere que las actitudes del guardián nutricional de la casa y la percepción del control sobre el estilo alimenticio de la familia ("dieta"), juegan un papel importante en la creación y formación de comportamientos relacionados con la alimentación y la satisfacción.[2]

Consejos para una compra inteligente

1. Todo empieza con una lista.

Ya has decidido que merece la pena ir por este camino para adelgazar. Por lo tanto para que todo sea un éxito, tendrás que dedicar y reservar algo de tiempo el fin de semana para pensar y preparar lo que vas a comer cada semana. El sábado, si quieres, piensa en el menú de la semana y haz una lista con los alimentos que vas a necesitar para ser consumidos en su totalidad. Haz la lista escribiendo los productos que necesitarás comprar, cuando tengas algo de hambre porque es probable que así tengas más imaginación.

Es preferible ir de compras por lo menos 2 veces a la semana sobre todo para las verduras y frutas de temporada, porque de este modo no tendrás que comprar cantidades gigantescas como los que compran 1 vez por semana o cada 2 semanas. Por lo tanto si haces las compras 2 veces por semana, puedes repartir la cantidad total de la semana en dos partes.

Como todo esto es un nuevo estilo de vida para tí, es normal pensar en el tiempo que tendrás que dedicar para hacer la lista, comprar y cocinar tus platos. Todo esto requiere una fortaleza y energía mental especialmente si en tu cabeza ahora mismo aparecen excusas del tipo que será imposible encontrar un pequeño rato para realizar estas tareas.

La solución es muy simple. Si piensas que no tienes tiempo, tendrás que crear el tiempo para estas tareas. Mira en tu lista de actividades y ponte "una cita" en los días que necesitas por ejemplo preparar la lista o cocinar. A veces esto significa a cortar la duración de ciertas actividades, delegar o eliminar algunas "ocupaciones".

2. El camino al mercado.

Es hora de ir a comprar todos los alimentos de la lista para convertirlos en recetas simples y deliciosas. Te recomiendo que vayas a comprar después de que hayas comido, porque así evitarás las tentaciones no saludables y te vas a centrar sólo en lo que hay escrito en tu lista.

Puedes empezar a pensar en la calidad y también en la variedad. Créeme, hay tanta variedad de alimentos naturales y nutritivos para que no te aburras nunca en elegir.

Obtendrás la máxima calidad nutricional de los alimentos que hayan sido producidos de una manera orgánica y sobre todo de los alimentos de temporada ya que es el momento en que están repletos de nutrientes. Apoya a los agricultores y productores locales, los que están cerca de ti, porque ellos te podrán decir cómo se han hecho los tomates desde el estado de las semillas y cómo han alimentado a las gallinas para poder ofrecerte los mejores huevos orgánicos. Compra los mejores productos en calidad (que te puedas permitir) tanto animales como vegetales para reducir la carga tóxica en el sistema y para conseguir una nutrición óptima.

En cuanto a la variedad, no te resumas sólo a los huevos y un pepino cada día (por las mañanas), porque así te vas a aburrir mentalmente y no sólo eso. Todo lo sano y nutritivo no debería ser para nada aburrido. Si estás acostumbrado a comer las mismas comidas una y otra vez, la recomendación de incorporar más variedad y alegría a tus platos te puede parecer muy compleja.

El gran consejo, especialmente para las personas con problemas digestivos (para estas personas comer demasiado de la misma comida puede llevar a una sensibilidad a ese alimento), es incorporar la variedad, sobre todo aprovechando los cambios de la temporada con el fin de tomar una amplia gama de nutrientes especialmente los fitonutrientes.

3. No te dejes engañado

Ya no te puedes dejar ser engañado. Entrar en un supermercado es como entrar en un laberinto donde parece que el camino hacia adelante es obligatorio, y además es el camino creado por los profesionales de la industria y del marketing. ¿El secreto? Pues todo esto está creado para que compres alimentos sin parar, en su mayoría fabricados artificialmente, ¿y cómo no? para que vuelvas una y otra vez al laberinto.

Ser consciente de todos los falsos desencadenantes "del hambre" en el supermercado es el secreto para no caer en la trampa. En principio, si te aferras a tu Lista de compras y has venido a comprar sin hambre fisiológica, es caminar en el sentido correcto.

En otras palabras, los olores de las distintas secciones del supermercado, las ofertas, los paquetes grandes, el embalaje de algunos productos y los llamados "productos dietéticos" te pueden frenar la pérdida de peso.

Te recomiendo que evites a toda costa los productos y comidas que vienen ya preparados, porque no tienen el mismo valor nutricional que las comidas que puedes hacer en tu casa. Teniendo en cuenta que son mucho más caras, contienen cantidades grandes de sal, azúcar, grasas, y aromas artificiales. Los alimentos naturales serán tus mejores aliados para crear tus platos nutritivos y deliciosos.

Otra parte de la trampa son las ofertas. Créeme no hay nada bueno en las ofertas, como por ejemplo 3 a precio de 2. Hemos comentado antes de esta pequeña ilusión, que cuanta más cantidad tenemos a la vista más consumiremos. Por lo tanto ¿qué sentido tiene?

Comprar con la ilusión de que hemos ahorrado dinero para al final consumir en exceso.

Los expertos en marketing utilizan el efecto del anclaje. Esta técnica utilizada consigue muy buenos resultados por parte de los vendedores y todos caemos en la misma trampa. Básicamente si preguntara a unas personas si una manzana tiene más o menos 50 calorías, la mayoría de ellas dirían que más (como por ejemplo 67). Si en vez de eso, preguntara si una manzana contiene más o menos 170 calorías, la mayoría diría que menos (como 115). Las personas, sin saberlo, se centran (se anclan) en el número que escuchan por primera vez y se dejan influenciadas. De hecho los científicos comprobaron que las personas que compran comida y ven signos numéricos como por ejemplo "límite de 6 unidades por persona" compran mucho más que aquellos que ven ofertas como las "sin límite por persona".[3] Casi cualquier señal con número de promoción nos lleva a comprar desde un 30 hasta un 100 % más de lo que normalmente haríamos.

Las porciones de los alimentos que vas a comprar te pueden engañar fácilmente así como los alimentos que vienen en cajas o paquetes grandes.

¿Cuál es la porción idónea?

Imagínate que un grupo de personas recibe a media mañana una porción de fruta, por ejemplo una manzana de 150 g. Y un segundo grupo de personas recibe una manzana de 230 g. Se puede decir que los dos grupos pensarán que hayan comido sólo una porción de fruta. Claramente no juzgamos las manzanas, sino que me gustaría hacerte pensar en cómo las porciones son cada vez más grandes y exhortan al sobreconsumo. Podríamos dar mil ejemplos como las cajas gigantes de cereales, las tabletas de chocolate, las porciones de pasta y muchos otros.

Sabemos ya que las porciones grandes, como también la comida servida en platos grandes, nos lleva a un consumo excesivo. De alguna forma se puede decir que los paquetes grandes que encuentras en el supermercado sugieren una nueva norma de consumo, o "lo que es apropiado o normal" para comer.

¿Qué puedes hacer en este caso?

> Redefine las porciones correctas
> para ti y tu familia.

Compra los alimentos que vienen cada uno en un embalaje individual, porque te pueden ayudar a mantener la noción de porción correcta. En cuanto al diseño del embalaje, no existe una relación directa entre el aspecto de la caja o paquete y la calidad del producto en sí. Un producto nutritivo no necesita una presentación "de cine" para ser vendido, por lo tanto no elijas los productos en función del diseño del empaquetado.

Y no por último, quiero hablarte de la gran mentira y del mito de los llamados productos dietéticos o light. Andamos ciegamente por el supermercado en busca de nuevos productos milagro en la sección de alimentos dietéticos. ¿Y qué encontramos? Sólo "alimentos" que han pasado por muchos procesos artificiales donde ciertos nutrientes "que engordan" han sido sustituidos por elementos sintéticos que vuelven loco a nuestro metabolismo.

Muchos de los que desean adelgazar reemplazan por un periodo determinado las galletas normales, las pizzas, el chocolate con leche, y todos los productos fast-food "enteros" con productos igual de deliciosos de las estanterías en la sección de adelgazar del súper. ¿Ayudan estos productos?

En realidad no, no y otra vez no. Muchas veces el contenido calórico de estos productos es casi igual o incluso mucho más alto que en las versiones normales (pero no nutritivas) de los mismos productos. Aunque en este libro nos centramos en los nutrientes y no en las calorías, es importante saber la carga calórica total sólo de este tipo de alimentos sobre todo porque las calorías provienen de falsos nutrientes.

La realidad es que tanto los alimentos basura, que en la opinión pública engordan, como sus clones dietéticos creados "para adelgazar" tienen el mismo efecto para tu organismo: el de frenar la pérdida de grasa corporal.

Al final, los únicos alimentos válidos para nutrir el cuerpo y ayudarle a eliminar la grasa, son los que nos ha regalado la madre naturaleza, y sólo con la ayuda de todos estos alimentos tu cuerpo cogerá una forma estupenda y al mismo tiempo ganará salud.

Me muevo, hago deporte inteligente

En este pequeño capítulo del movimiento voy a "atacar" muchas de tus creencias, y aunque hace falta que saque al mercado un libro sólo de entrenamiento, te dejaré con unas pautas bien establecidas y muy claras para que empieces a moverte de una forma inteligente.

"Erase una vez una doncella (tú) o un príncipe (puedes ser tú) que decidió poner fin a los problemas de peso y al poco tiempo después empezó una dieta, de las que te dejan con un hambre tremendo, y un plan de ejercicio matador... Y se dieron cuenta de que hacer dieta y matarse con el deporte no lleva nunca a nada...Fin."

Aunque ese principio de la historia parezca ironía, no lo es. La pérdida de grasa corporal es una coreografía muy precisa entre las muchas capas y niveles que se derivan del cerebro y el intestino, que se combinan de una manera artística con el sistema hormonal.

Partimos de la idea de que la restricción calórica ha llegado a su fin (por eso estamos en el círculo virtuoso) y practicar en exceso sesiones de entrenamiento cardiovascular, sea al aire libre o en el gimnasio, pone en peligro tu salud y es justo lo que bloquea que tu metabolismo se desenvuelva naturalmente para que el cuerpo tenga una forma esculpida.

Antes de seguir leyendo, por favor CANCELA esa sesión de cardio que a lo mejor tenías programada.

Después vuelve al libro y prepárate mentalmente para descubrir los efectos devastadores del cardio, que la gran mayoría de la población utiliza con el propósito "de perder peso".

El efecto de utilizar un tipo inadecuado de ejercicio físico, lleva a estresar demasiado el cuerpo y en vez de existir un equilibrio entre las dos facetas del metabolismo, se llega "a acentuar" el lado de la destrucción y del uso, en vez del lado de la regeneración y de la construcción.

Muchas personas llegan a pedirme consejo sólo después de haber empleado ellas mismas el hambre inducido a través de "dietas" y el exceso de cardio.

El cuerpo se adapta muy rápido y es verdad que al empezar quizás cualquier forma de ejercicio, como el cardio, en una primera instancia se podría observar una reducción en el peso corporal (no una reducción en el tejido graso). Asimismo para ver un progreso futuro, se debería emplear una variable para que el cuerpo se adapte al nuevo estímulo. El problema fino del jogging (cardio), es que la gente corre más tiempo o más kilómetros a la semana, o bien más rápido por más tiempo. Tal y como en las dietas, se emplea el conteo de calorías perdidas y se echa la mirada obsesiva en la báscula. Este es el momento, en que estas personas llegan a mí, con más peso que antes, muy estresadas, hambrientas y con el metabolismo dañado.

Así como el metabolismo, tu sistema nervioso también tiene dos ramas, el sistema nervioso simpático (relacionado con el estrés) y el sistema parasimpático (la relajación).

El sistema simpático, también llamado como el modo de "lucha o huida" se encarga de liberar las hormonas de estrés que preparan tu cuerpo para huir de "depredadores" o para que luches por tu vida. En nuestros tiempos modernos quizás activamos demasiado este sistema, cuando estamos en el trabajo, esperamos en el tráfico, en la cola en el supermercado o cuando nos hacemos nuestras malas historias en la cabeza.

Volviendo al cardio, para que se note el efecto del ejercicio, empleándose cada vez más tiempo y distancias recorridas más largas, se liberan en el cuerpo grandes niveles de hormonas del estrés. ¿Adivina qué?

Por ese motivo todos los que emplean esto, acaban con más grasa, menos masa muscular, y sin duda con menos salud.

En estos momentos de estrés producido, sumando también el tipo de ejercicio (cardio), el cortisol es liberado para incrementar la glucosa en la sangre, como fuente de energía inmediata para que los músculos la utilicen. La hormona cortisol es favorable cuando se libera infrecuentemente por cortos periodos de tiempo y cuando el cuerpo tiene que enfrentarse de verdad a un estímulo estresante. Sin embargo cuando existe una elevación continua y crónica de cortisol por extensos periodos de tiempo, aparecen serios problemas de salud: alteración del sistema inmune, deterioro cognitivo, mala digestión y acumulación de grasa corporal entre muchos otros efectos negativos.[1]

Me puedo imaginar que tu día a día podría estar ya cargado con pequeños momentos de estrés que se suman. Para ser más explícito con mi historia imaginaria, vamos a decir que te despiertas con estrés por la mañana por culpa de la alarma, tienes que preparar el desayuno para tu familia, vas a trabajar con prisa y en tu trabajo el jefe te da muchas tareas que sólo hacen que se sumen más momentos estresantes. Después de tanto luchar toda la mañana, decides que es tu momento, y quieres hacer deporte para que adelgaces. Y como no, puede ser que hayas elegido ir a correr.

¿Pero por qué después del duro trabajo del día, hay que seguir sumando estrés?

Básicamente elegir el tipo y la duración del entrenamiento se convierte en una tarea clave para equilibrar esas fuerzas biológicas dentro de tu cuerpo.

En un estudio del año 2012, de la Universidad Técnica de Dresde, se analizó el nivel de cortisol en 304 atletas amateurs de resistencia cardiovascular donde se encontró que el promedio de la secreción adicional de cortisol fue de 42 %, comparado con atletas que no practican ejercicio de resistencia cardiovascular.[2] Y para sorprenderte todavía más, en el resultado de una investigación del 1976 en el Diario de Fisiología Aplicada, no se mostró un aumento de cortisol después de 10 minutos de ejercicio a un 75 % de intensidad, sin embargo después de 30 minutos se duplicó.[3]

¿Crees que merece la pena utilizar el cardio como modo de ejercicio, donde hay que sumar cada vez más kilómetros y hacerlo más rápido para sentir el efecto de entrenamiento, si te expongo que la ciencia demuestra que esa liberación elevada de cortisol puede estar vinculada al desarrollo de la obesidad abdominal en hombres y mujeres?[4,5]

Fíjate, que tú quizás hayas elegido ir a correr con motivo de eliminar la barriguita, y justo este tipo de ejercicio puede incrementar la acumulación de grasa en esta región del cuerpo.[6]

Esa probabilidad de ganar grasita o bien dicho la incapacidad de perder grasa corporal, especialmente en la zona abdominal y el tronco, se debe en parte a la hormona de crecimiento y la testosterona, que son suprimidas o inhibidas cuando el cortisol es secretado.[7,8,9] Aunque tengo mucho respeto por el esfuerzo que hacen los atletas de maratones, piensa un momento en cómo tienen el cuerpo este tipo de atletas comparado con los atletas anaeróbicos como los velocistas.

En la literatura científica se habla de la proporción entre la testosterona y el cortisol. Sabemos que la testosterona en una hormona anabólica que favorece la ganancia de masa muscular, mientras que el cortisol es una hormona catabólica que favorece la pérdida de masa muscular. La testosterona y el cortisol juegan un papel muy importante en el metabolismo de las proteínas y de los carbohidratos, ambas hormonas siendo agonistas competitivas a nivel del receptor de las células musculares.[10] Asimismo la disminución en los niveles de testosterona y el aumento de los niveles de cortisol son indicadores de una alteración en el equilibrio anabólico/catabólico.[11]

Como una pequeña conclusión, aunque tú quieras simplemente ganar más tono y perder grasa corporal practicando sesiones de cardio ya sea en una bicicleta estática, elíptica, una cinta de correr, o incluso hacer kilómetros y kilómetros a la semana, cualquier intento de mejorar con tu objetivo puede llevar a la pérdida de masa muscular. En una meta-análisis de 493 estudios, llevada a cabo de Miller y los compañeros en 1997, se mostró en personas con sobrepeso, que cambiando el estilo de alimentación es mucho más efectivo a la hora de perder grasa corporal que hacer cardio.[12]

> **Hasta aquí di ADIOS AL CARDIO.**

La otra rama del sistema nervioso, **el sistema parasimpático**, es lo que te ayuda a relajarte, te asegura una función digestiva adecuada y sobre todo ayuda al cerebro a coreografiar el balance de las hormonas. Sin un buen balance entre los dos sistemas nerviosos aparecen los problemas, y aquí me refiero, a cuando la balanza se inclina más hacia el sistema simpático. Por este motivo quizás te has dado cuenta, que si al principio había algo que te dio un poquito de resultado, ahora ya no funciona, incluso es posible que hayas ganado más peso que antes.

El Dr. Jade Teta nombró este desequilibrio el "dominó metabólico" lo que te llevó a la incapacidad de perder peso, sentirte siempre con cansancio y lentitud, no pensar con claridad, tener un sistema inmune débil, apetito sexual bajo y muchos otros efectos que llegaron en efecto cascada.[13]

En otras palabras conseguir un buen balance significa arreglar "un metabolismo estropeado", y eso ocurrirá con la ayuda de la nutrición y por supuesto moviéndote de una forma inteligente.

El Círculo del movimiento inteligente

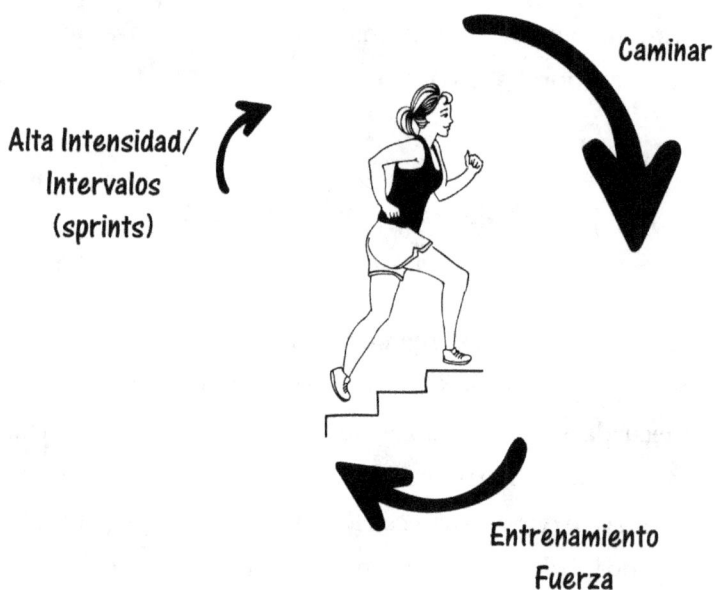

Caminar

Alta Intensidad/
Intervalos
(sprints)

Entrenamiento
Fuerza

Te presento el pequeño círculo virtuoso del movimiento inteligente, el que deberías adoptar en tu estilo de vida para que adelgaces para siempre.

Como puedes observar, una gran parte (y aquí tú marcarás el porcentaje) del círculo del movimiento, es el Caminar.

No deseo que añadas ni una pizca más de estrés crónico a tu día a día, como lo hace el cardio, pero esto no significa parar de moverte.

Antes que nada, si has cancelado esa sesión de cardio, **ahora puedes salir a caminar**, por ejemplo por 30 minutos. Si quieres, sal fuera, camina al paso, coge aire y vuelve al libro. ¡Hazlo, te sentirás mejor!

Caminar no debería llamarse ejercicio programado porque es una capacidad básica del cuerpo humano y es el paso automático que sigue al simple hecho de estar de pie. Te parecerá extraño o incluso una recomendación "tonta", pero este es el pasito más importante para equilibrar las dos facetas del metabolismo, y centrarnos especialmente en el lado de construcción y regeneración. Conozco muchas personas, que no creo que suman más de 30 minutos de caminar en todo el día. ¿Te lo imaginas?

Tu cuerpo necesita moverse a diario, necesita un movimiento constante que fluya, y no hacerlo en exceso como después de mucho tiempo de inactividad (inactividad = rey o reina del sofá).

Acuérdate de que en el capítulo "El metabolismo y su magia" hemos hablado del personaje ficticio "la prima" que quizás es mucho más delgada que tú, y sabes que incluso puede que coma más y no se mate con las sesiones de cardio.

Necesitas crear tu personalidad activa y viva, justo la que "tu prima" tiene y pensabas que era su genética. También te recuerdo que el científico James A. Levin, afirma que el gasto energético asociado con el día a día, conocido como el NEAT, puede variar con hasta 2000 kcal al día entre dos personas del mismo tamaño.

Para empezar a sentir y recibir ese plus que algunos llaman "suerte de la genética" te recomiendo que camines por lo menos 30 minutos cada día. Y aquí no vale caminar el sábado y el domingo 2 horas seguidas para recuperar lo de toda la semana.

El caminar te ofrece muchísimos beneficios y lo más importante es que contribuirá a la faceta que tu metabolismo necesita, la de la construcción. Además caminar y ser activo a diario te ayuda a bajar la inflamación, más exacto se ha demostrado que en personas activas, el biomarcador de la inflamación, que es la proteína C reactiva, es más bajo.[14,15]

Por otro lado encontrar "excusas sanas" para moverte más a menudo y no estar sentado 8 horas en la silla de tu oficina, es la manera (junto con los demás componentes del círculo virtuoso) para reducir los factores de riesgo, como la obesidad, la resistencia a la insulina, el alto nivel de triglicéridos, la hipertensión, todos estos asociados con la enfermedad cardiovascular.[16,17,18]

Creo que no hace falta que te diga, como el NEAT (el no ejercicio de la actividad termogénesis) de "la prima" contribuye mucho más a que se mantenga delgada, ya que te has dado cuenta de que hay muchas formas de incrementar el movimiento inteligente: ir andando al trabajo o en bici, ir más a menudo al mercado y comprar menos alimentos, cargar tus compras, adoptar una mejor postura en el trabajo y levantarnos cada poco tiempo para que los músculos "no se aburran", subir las escaleras en vez de pillar el ascensor.

¿Cuántas veces no hemos escuchado a algún amigo?, "he salido a caminar para respirar y quitarme el estrés." Uno de los mejores motivos que te hagan apostar por incrementar tu movimiento de cada día, es la reducción del estrés. En otras palabras cuando caminamos o hacemos otro tipo de actividad "ligera", el cortisol se elimina más rápido de lo que se secreta.[19,20]

Parece ilógico pensar, como la gente sale a correr 1 hora "a tope" para añadir más estrés mientras que el simple hecho de caminar ayuda a reducirlo. Por ejemplo en un estudio del año 1973, se concluyó que 1 hora de ejercicio al 80 % de intensidad produce un incremento "no favorable" de cortisol, mientras que una hora de ejercicio al 40 % produce un descenso en el nivel de cortisol.[21]

Al fin y al cabo lo más importante es encontrar las oportunidades para movernos y transformar los patrones negativos (como estar sentado 8 horas seguidas) en patrones conscientes positivos (soy consciente y busco "excusas" para moverme) para que en un final sean unos comportamientos automáticos o también llamados patrones inconscientes positivos.

Últimamente se está hablando de la consciencia y la forma de pensar acerca del movimiento y el ejercicio físico programado. Más exacto se está comentando del efecto placebo y su aplicación en el campo del ejercicio y la salud. En un estudio de la Universidad de Harvard del año 2007, se probó si la relación entre el ejercicio y la salud es moderada por la forma de pensar o la mentalidad. Asimismo se escogieron un total de 84 mujeres trabajadoras en las habitaciones de 7 hoteles distintos, para que los investigadores midieran las variables fisiológicas de la salud afectadas por el ejercicio. La muestra se repartió en 2 partes, donde al primer grupo de mujeres se les informó que el trabajo de limpieza que ellas realizaban es un buen ejercicio físico y además satisface las recomendaciones médicas para un estilo de vida activo, y también se les dio ejemplos de cómo su trabajo es ejercicio. Sin embargo a los sujetos del grupo de control no se les dio esta información. El resultado es realmente sorprendente, y después de 4 semanas, las mujeres del grupo que había recibido las indicaciones en comparación con el grupo de control, mostraron una disminución en el peso, en la presión arterial, en la grasa corporal, en la proporción de la cintura y la cadera, y también el índice de masa corporal.[22]

¿Tú crees en tu ejercicio y en tu forma de moverte?

Me puedo imaginar que a estas alturas, quizás, tengas una duda. Como hasta ahora has estado acostumbrada/o a darlo todo en las sesiones de ejercicio y con la mentalidad de "más, más y más", es posible que te preguntes si, ¿sólo con caminar voy a cansar mis músculos suficientemente para sentirlos?

Con la gran parte del círculo del movimiento, que es el caminar y las demás actividades, te ocuparás principalmente de equilibrar el sistema nervioso en favor al sistema parasimpático y sí que vas a empezar a ver resultados favorables en cuanto a tu composición corporal. Aun así, lo que sigue en el orden de las flechas del círculo de movimiento es el entrenamiento de la Fuerza.

Adivina ¿qué es lo te hará sentirte más atractiva, más fuerte, más ágil, más delgada y conseguir esa vitalidad tan deseada?

Pues trabajar, entrenar y construir tus músculos con la ayuda de un entrenamiento de fuerza, ya sea realizando ejercicios con el propio cuerpo, con las maquinas en el gimnasio, con ayudas de gomas elásticas, con un simple equipamiento de entrenamiento en suspensión o bien con las pesas libres.

Es probable que no tengas suficiente masa muscular, por eso tu metabolismo no va a toda su capacidad y por eso no te ves sexy en el espejo. En vez de preocuparte sin motivo por "el miedo de entrenar los músculos", preocúpate por el motivo real de que con la edad perdemos este tejido tan valioso y que la sarcopenia (la pérdida de masa muscular) puede resultar en baja densidad ósea, lesiones o incluso la muerte temprana.[23,24]

Cuando se añade el entrenamiento de la fuerza, junto con el sistema de nutrición inteligente y demás elementos del círculo virtuoso, aparecen verdaderas maravillas.

Sé que todavía piensas en encender al máximo la llama para que tu metabolismo empiece "a quemar a tope".

Ya que te estás encargando de equilibrar las dos facetas del metabolismo, el entrenamiento de fuerza será un plus al velocímetro del motor y hacer este tipo de entrenamiento es una garantía segura de que pierdas sólo grasa corporal y no peso corporal.

En el capítulo de "Aceptación" te comenté sobre unos clientes que seguían obsesionándose con un simple número en la báscula, cuando al cabo de un mes habían perdido un kilo de grasa mientras que habían ganado un kilo de músculo y también habían reducido medio centímetro en las caderas y en la cintura.

Según una revisión de estudios del año 2012 del investigador Westcott, 10 semanas de entrenamiento de fuerza pueden aumentar el peso magro con 1,4 kg, incrementar la tasa metabólica en reposo con 7 % y reducir la masa de grasa corporal con 1,8 kg.[25]

También otras revisiones de otros investigadores, concluyen que el entrenamiento de fuerza es un pilar importante en la reducción de grasa corporal y sobre todo en la influencia que tiene a largo plazo sobre el mantenimiento de la masa libre de grasa (Stiegler y compañeros, 2006; Thompson y compañeros, 2012).[26,27]

Lo importante a destacar aquí, como conclusión que he sacado tanto de mi humilde experiencia con los clientes como de las revisiones de los grandes investigadores, es cómo contribuye el entrenamiento de fuerza y sobre todo la ganancia de masa muscular, al incremento de la tasa metabólica en reposo.

Haciendo el cambio de músculo en contra de la grasa aumentarás el metabolismo, ya que el precioso tejido muscular es más activo metabólicamente, demostrándose en un estudio reciente que 0.45 kg de músculo en reposo gasta aproximadamente 6 kcal/día mientras que 0.45 de grasa gasta de 2 a 4 kcal.[28]

Mi recomendación es que empieces tranquilamente con 2, máximo 3 sesiones a la semana de entrenamiento de fuerza. Lo mejor en este caso sería pedir a un entrenador personal que te haga una valoración de los patrones del movimiento para asegurarte sobre todo de que vayas por el buen camino. Cuidado con todos aquellos que proporcionan ejercicios de circo donde la lesión es 100 % asegurada.

La remodelación corporal ocurrirá, y aquí me refiero a que podrás centrarte en lo que más te interese como fortalecer los glúteos, los pectorales o los abdominales, con los ejercicios más simples (a veces menos es más).

Sabemos que el ejercicio físico crea una gran demanda de energía mientras se practica la actividad, pero lo más interesante es que también crea una gran demanda después de hacer el ejercicio. Y que quede claro, que está prohibido pensar en cuántas calorías gastamos mientras hacemos un entrenamiento, porque como ya has comprobado contar calorías no lleva a ningún lugar.

Aparte de observar tu estilo de vida y analizarlo, con la ayuda del Diario de la Alimentación (lo verás en el siguiente capítulo), y de crear poco a poco tu personalidad "viva" para poder incrementar el Neat, disponemos de un as en la manga. Este "as" tiene que ver con el efecto post—ejercicio del entrenamiento de fuerza en cuanto al gasto energético, pero también tiene que ver con el mismo efecto producido con la última pieza del círculo de movimiento que es el ejercicio de alta intensidad o los pequeños sprints.

Muchos estudios realizados en personas muestran una elevación en la tasa metabólica en reposo, en respuesta a un solo "evento" de ejercicios o una sola sesión, con el nombre de EPOC en inglés que significa el exceso de consumo de oxígeno después del ejercicio.[29] Tal y como relata el investigador Speakman y los compañeros en una revisión de estudios, este consumo de oxígeno post—ejercicio, parece tener dos fases, la primera fase teniendo algo menos de 2 horas y la segunda fase (un poquito menos potente) con un efecto mucho más prolongado durante hasta 48 horas.[30]

Muchos científicos y varios autores denominan esto como el "after burn". Dependiendo del tipo de entrenamiento y de la intensidad (como el entrenamiento de fuerza o el entrenamiento interválico de alta intensidad y los sprints) se creará un déficit de energía que incrementará el gasto energético en las primeras 2 horas después del entrenamiento y hasta las 48 horas.

Básicamente después de una sesión inteligente de fuerza o una sesión divertida de pequeñas intensidades, tu cuerpo entra en una deuda de oxigeno (el EPOC) que será necesaria para restaurar el nivel normal o bien la homeóstasis.

El cuerpo acelera el metabolismo por mucho más tiempo después de que hayas terminado tu entrenamiento para: producir ATP y reemplazar el ATP utilizado durante el ejercicio, restaurar poco a poco la temperatura a los niveles de reposo, resintetizar el glucógeno muscular a partir del lactato, reparar el tejido muscular "dañado" durante el entrenamiento y también restaurar los niveles de oxígeno de la sangre venosa, la sangre del músculo esquelético y la mioglobina.[31,32,33]

Por norma general las mujeres suelen tenerle "más miedo" al ejercicio de fuerza y al ejercicio de alta intensidad, en comparación con los hombres. Quizás por este motivo elegí un estudio de la Revista Internacional de Nutrición Deportiva y el Metabolismo del Ejercicio, del año 2000, donde se investigó el efecto de una intensa sesión de ejercicio de resistencia sobre el EPOC y la tasa metabólica en reposo, en mujeres con edades entre 22 y 35 años. Asimismo, la conclusión de los científicos relata que esa sesión ardua de ejercicios de resistencia provoca: una elevación del consumo de oxígeno post—ejercicio medido después de 3 horas de la sesión, una elevación de la tasa metabólica en reposo después de 16 horas de la sesión y también una elevación en la oxidación de grasas.[34]

Si tienes este libro en la mano es porque te interesa perder grasa y espero que este capítulo del ejercicio te haga ver las cosas desde otro punto de vista.

Para algunos, esa sensación de correr "es la leche" o por lo menos eso me dicen la mayoría de los conocidos que practican esa actividad. ¿Y, si te digo que con este círculo del movimiento sentirás ese efecto eufórico sin hacer horas y horas de cardio aburrido?

Más exacto el entrenamiento corto de intensidades, o los pequeños sprints, te darán más alegría al cuerpo y al cerebro, mantendrán tu masa muscular y sobre todo quemarán la grasa corporal.

En un estudio de la Universidad de Laval (Quebec) con una duración de varios meses, los investigadores compararon en dos grupos de personas, los efectos del cardio "clásico" frente al entrenamiento intermitente de alta intensidad. La conclusión del estudio fue que, después de 20 semanas en el caso de los que practicaron el cardio y 15 semanas en el caso de los que practicaron el entrenamiento interválico de intensidades, los que quemaron más grasa corporal y no calorías fueron los del entrenamiento de alta intensidad. Otro punto importante a tener en cuenta fue que las fibras musculares del grupo "ganador" tenían marcadores significativamente más altos para la oxidación de grasas.[35]

Hasta aquí tienes la gran base del movimiento inteligente que es el caminar, seguido por el entrenamiento de fuerza realizado 2 o máximo 3 veces a la semana. En cambio, el entrenamiento de pequeñas intensidades no debería ser para nada una carga más en tu horario semanal.

Por este motivo, aunque en la mayoría de los estudios los investigadores ponen a prueba a los atletas a sesiones (cortas) de intervalos que son bastante duras en cuanto a la intensidad, yo te voy a recomendar que lo hagas de otra forma, llegando a la diversión y no a una cosa competitiva o de sufrimiento.

Asimismo tú puedes pensar cuándo es el momento de incorporar pequeños ratos de intensidades que no sumen más de 10 minutos. Claramente estas son simples pautas a tener en cuenta, por eso es importante y recomendable que un entrenador personal te diseñe este tipo de entrenamiento en base a tus propias necesidades y capacidades.

Para muchos de nosotros, y aquí puede ser tu caso, una sesión de intensidades puede ser simplemente subir las escaleras de tu casa varias veces porque tienes que llevar la compra, tirar la basura y realizar otras pequeñas tareas.

Otro ejemplo, en el que ya lo haces sin darte cuenta, es cuando sales a jugar pádel con tus amigos o hacer otro deporte. Para los que tienen niños, salir a correr y jugar con toda la familia podría ser un entrenamiento de este tipo.

También los que tienen un perro puede que estén realizando este tipo de entrenamiento simplemente cuando les tiran el palo o cuando pasean y juegan con el animal.

Para los más experimentados y con un historial "deportivo", saltar la comba por ejemplo 20 veces y descansar 40 segundos o un minuto, por un total de 8 – 10 minutos, es una forma de incorporar este tipo "programado" de entrenamiento, realizándose de momento una vez a la semana. Existen muchas más formas que saltar la comba, como subir escaleras o por la montaña, realizar pequeños sprints, o hacer estas intensidades en la piscina.

Cada capítulo de este libro te hace descubrir las correctas estrategias, que tú deberías incorporar en tu círculo virtuoso, las que te llevarán por el camino correcto hacia el éxito.

La conclusión de esta pequeña parte, el movimiento inteligente, es que independientemente de cómo vayas a ir incorporando los elementos del pequeño círculo del movimiento en tu estilo de vida, todo esto resultará en unos cambios positivos a largo plazo.

Dentro de la categoría de cambios positivos del movimiento inteligente deberíamos poner en evidencia la ganancia de masa muscular, la pérdida de grasa corporal (que poco a poco se notará en tu ropa y cuando te vayas a mirar en el espejo), ese sentimiento divino de relajación y de eliminación de estrés, el placer como efecto del ejercicio y cómo no, también te sentirás con más confianza al ver que tu fuerza, tus habilidades y tu imagen corporal mejoren y te dará la sensación de que tú puedes con todo y te "comerás" el mundo.

Si eres uno de los que les cuesta hacer ejercicio y en definitiva moverse, sobre todo si te cuesta ponerte en marcha, utiliza la técnica que hemos presentado al principio del círculo virtuoso, que es el desencadenante de la acción. Esta simple herramienta anticipa la decisión y ayuda a transferir el control del comportamiento al entorno. Pon el movimiento inteligente como una "tarea" en tu lista diaria y sobre todo prepara aquella cosa que va a desencadenar la acción de hacer ejercicio, como preparar por la noche el chándal, la botella de agua y el mp3 para salir a realizar tu sesión de movimiento.

El diario de alimentación – la herramienta para definir el círculo virtuoso

Esta herramienta, el diario de alimentación, es una forma muy eficiente de tener conciencia del estilo de vida que se tiene y sobre todo es una forma que ayuda a corregir el camino hacia el viaje que deseas y hacia el cuerpo que quieras.

En este momento, ya has estudiado y "abrazado" las nuevas estrategias que deberías aplicar para que tengas éxito, pero te enseñaré cómo el diario te ayuda a ser el experto y el juez en todas las decisiones sobre tu salud.

Hemos demostrado y visto en varios estudios a lo largo del libro, que la mayoría de nosotros no somos muy buenos en estimar la cantidad de comida y bebida que hemos ingerido hoy, ayer o hace 2 semanas.

Sharon Pearcey y John de Castro, neurocientíficos de comportamiento, han comparado en un estudio, la ingesta de alimentos entre un grupo que había ganado más de un 5 % del peso corporal en los seis meses anteriores, con otro grupo cuyo peso no había variado significativamente durante el mismo período. A los participantes se les dio un diario y se les pidió que mantuvieran el registro completo de cada bocado que comían y de cada sorbo de líquido que bebían y también dónde, cuándo y con quién. Además para que el registro alimenticio fuera mucho más preciso se les pidió a los participantes que hicieran fotografías a sus platos antes y después de que hubieran comido.

La investigación ha confirmado que las personas tienden a subestimar substancialmente el consumo de alimentos. Este hallazgo fue evidente en los dos grupos, sin embargo el grupo que había ganado peso había ingerido aproximadamente 400 calorías más al día que el otro grupo.[1]

Aunque todos subestimamos la cantidad de alimentos que hemos ingerido, hay una diferencia bastante preocupante entre las personas de un peso normal, que piensan que han ingerido un 20 % menos que en realidad, comparado con las personas obesas que subestiman la cantidad que comen por 30 a 40 % e incluso algunos piensan que han ingerido la mitad de lo que realmente comen.[2]

¿Sirve saber esto para sentirnos culpables de que se nos puede olvidar la cantidad que hemos ingerido ayer o hace una semana?

En realidad No.

Acusaciones de este tipo, por parte de dietistas y asesores en nutrición, sólo hacen que las personas que necesitan adelgazar se sientan continuamente con una culpa tremenda como pasa con el mundo de las dietas.

No nos mentimos conscientemente a nosotros mismos de lo que hemos comido. Sólo que es fácil olvidar que en el trabajo un compañero nos invitó a un café con crema con un donuts o el aperitivo que nos ofrecieron en el supermercado, incluso la pequeña ayuda a los hijos para salvar la comida o cena.

¿Qué beneficios te da el diario de alimentación?

1. Encontrar la autosatisfacción.

Apuntando en tu diario de alimentación todas las categorías que consideras importantes, como "cuándo/dónde/haciendo qué" y también "qué/cuánto has comido", te hará sentirte más satisfecha/o y que tienes el control.

Sentir la autosatisfacción de que al final del día lo has apuntado todo.

De hecho, como ya has adoptado este nuevo estilo de vida, tienes que hacerlo de forma positiva y el diario de alimentación es una forma de crear tu confidencia, de saber que puedes crear nuevos hábitos y de darte mérito por las cosas que haces.

Deja de criticarte por todas "las cosas malas" que haces o hayas hecho antes. Está muy bien reconocer que ciertos hábitos no te llevan a tener una mejor salud y a remodelar tu cuerpo, como desayunar todas las mañanas bollos en la oficina y tumbarte toda la tarde en el sofá mirando la tele.

Se acabó la crítica negativa, empieza hoy mismo a darte crédito porque sigues los hábitos propuestos y porque utilizas el diario de alimentación.

Empieza por decirte "bien hecho", cada vez que apuntes algo en tu diario de alimentación.

Dándote mérito conscientemente es una forma de reforzar la confianza en ti misma/o y sentir que puedes con todo y que tienes el control.

Puedes darte mérito de muchas maneras, como unas palabras que te dices en la mente, o en voz baja o alta:

- ¡Sí!
- Lo hice bien
- Buen trabajo
- Esto tiene mérito
- Estupendo
- Esto ha salido bien

2. Encontrar, reconocer y resolver problemas.

Decir que quieres ir por un camino no es lo mismo que hacer y poner en práctica. Todos los clientes que han utilizado esta herramienta han quedado sorprendidos con lo eficiente que puede ser el diario porque les ayudó a tener consciencia del estilo de vida que tenían hasta entonces y corregirlo.

Apuntar en tu diario de alimentación "el qué" has desayunado cada mañana y qué hacías mientras comías te puede ayudar por ejemplo a identificar posibles problemas y encontrar soluciones prácticas. Como ejemplo se me ocurre que igual desayunas lo que pillas porque no te has convertido en el Jefe de compras y tu entorno no facilita y no ayuda tu objetivo. Incluso puede ser que seas tan impaciente por saber qué han publicado en las redes sociales y en realidad no te alimentes de una forma consciente, por lo tanto es posible que no reconozcas el hambre fisiológico.

Al tomarte un poco de tiempo cada noche, después de cenar o antes de dormir, puedes leer el diario de alimentación de ese día para saber si estás "caminando" por el camino correcto. En vez de culparte y decirte que nunca podrás hacerlo porque no dispones de una enorme dosis de motivación, puedes mirar ciertos comportamientos como problemillas que tienen solución y no como fracasos personales.

3. Descubrir lo que mejor funciona para tí.

Cuando se trata de adelgazar, preguntamos a nuestra "prima" qué dieta sigue y cómo ha conseguido ese número mágico en la báscula. Nos olvidamos de que no existe el plan de nutrición que valga para todo el mundo.

Te estás olvidando que eres única/o y tu cuerpo es único y por lo tanto teniendo otras necesidades deberías darle otro trato. ¡Bien!

Escribiendo "el qué/cuánto y cuándo/dónde has comido", incluso apuntando qué tipo de movimiento has hecho, el nivel de estrés, y la calidad del sueño, podrás averiguar lo que mejor funciona para tí.

Analizar las semanas en las que te sentiste con más energía, adelgazaste en centímetros, te viste mejor en el espejo, ganaste más fuerza y estuviste irradiando felicidad te abrirá los ojos y te darás cuenta de que puedes "multiplicar" los buenos comportamientos que te hicieron verte y sentirte tan bien.

No pierdas la oportunidad de conocerte, de averiguar y crear nuevas estrategias para llegar a tener tu propio círculo virtuoso y tener éxito a largo plazo.

¡Manos a la obra!

Compra un cuaderno o un bloc de notas con dimensiones no muy grandes, para que lo puedas llevar contigo siempre.

Compra uno que te guste mucho, tanto el sentirlo en la mano como el diseño, y sobre todo que no te de "vergüenza" llevarlo a donde vayas.

Ten en cuenta que este cuaderno va a ser "tu confidencia" y tu ayuda en el siguiente mes o incluso por más tiempo, hasta sentir que hayas creado tu círculo virtuoso.

Aunque ahora mismo pienses que lo puedes apuntar en alguna aplicación del móvil, no te lo recomiendo, ya que es mucho más humano y real escribir sobre papel, tomar notas y poder ver cómo te has alimentado hace 2 o hace 3 semanas.

El diario de la alimentación

	Qué/Cantidad	Cuándo/Dónde/ Haciendo qué	Movimiento (día)	Estrés (día)	Sueño (noche)
7:30	Un café con un poquito de leche, 2 huevos con espinacas, unas aceitunas negras y unos trozos de coco natural.	hora 7:30, en la cocina, pensando en la lista de compras.			
11:00	3 nueces y un trozo de chocolate negro.	hora 11:00, en la oficina de trabajo, el trozo fue por el cumple de un compañero.			
15:00	Pisto con salmón a la plancha y con brócoli.	Hora 15:00, todavía en la oficina, tengo hambre de verdad. Comiendo del tupper que me he traído.			
16:30	Té verde (una taza).	Hora 16:30, de camino andando hacia el gimnasio para entrenar. Focalizando buena energía y hablando por teléfono.			
18:00	Requesón (una porción) con una cucharada de semillas de chía, una manzana mediana.	Hora 18:00, en casa, en la mesita del salón, hablando con el marido.			
21:00	Pechuga de pollo con una salsa de tomate con judías verdes, un bol mediano de ensalada de tomate, cebolla, pepino, pimiento.	Hora 21:00, poniendo la mesa (con bastante hambre), en la cocina con toda la familia.			
			He ido caminando al trabajo, entrenamiento fuerza 45 min gimnasio.	Sin mucho estrés.	Algo cansada por la mañana.

Figura - Esto no representa ningún menú, sino un ejemplo de alimentación de una persona 100 % ficticia.

Te quedarás totalmente sorprendido/a desde la primera semana en la que empieces a tomar nota de cómo es tu estilo de vida.

Esto es un método real, íntimo, y personal donde tú pensabas que lo tienes todo controlado y equilibrado. Esta es la diferencia entre lo que realmente eres y lo que pensabas o deseabas ser.

Esta diferencia te abrirá los ojos y te hará ser consciente para poder tomar las correctas decisiones.

Tienes esta oportunidad de averiguar por ejemplo, la frecuencia con la que te alimentas. ¿Eres uno de los que pica todo lo que pilla, o te alimentas sólo 3 veces al día?

La frecuencia de comer la creas tú en el estilo de vida y no debería haber ninguna regla. Si tienes hambre por la mañana puedes desayunar, sin embargo si nunca te ha gustado desayunar a las 7 de la mañana, no lo hagas. No obligues tu cuerpo a hacer cosas que no son naturales (para tí). Lo más importante es observarte cómo rompes el ayuno y con qué alimentos empiezas el día. ¿Eres uno de los que les gusta nutrir su cuerpo, o sólo comer para llenar la tripa?

Por otro lado tendrás la oportunidad de reconocer y ver por qué tenías hambre de ciertos alimentos en concreto y darte cuenta si tu nutrición diaria satisface tu hambre fisiológica.

¿Tienes hambre de dulce porque en la oficina alcanzas con la vista ese bol de gominolas?

¿Picas de por ahí y de por allá porque vas con un grupo de personas, sin tener nada de hambre verdadera?

Pensamos que comemos muy variado, pero el diario de alimentación te enseñará que quizás no es así. ¿O lo es? No puedes saber lo que realmente comes si no lo apuntas. ¿Cada mañana desayunas lo mismo?

Fíjate como derribo muchas excusas relacionadas con la alimentación. Muchas excusas de los que afirman que no comen mucho y engordan, sin embargo nosotros sabemos otra cosa.

Ahora tienes la oportunidad de anotar con tus propias medidas cómo te alimentas y tomar tus propias decisiones para que el viaje por tu camino te lleve hacia el éxito.

¿Y, ahora qué?

Primero quiero felicitarte y darte las gracias por descubrir este libro y por acabar de leerlo.

Estás, sin duda, con 10 pasos más adelante de los que todavía siguen atrapados en el mundo de las dietas, del hambre y de la restricción calórica.

Se podría decir que ahora tienes, en tu "mochila" para el viaje, más conocimiento y más estrategias para que el camino sea uno muy agradable y que te lleve al éxito.

Y ahora, quiero conocerte y quiero escuchar tu historia, así que vamos a conectar. Dime lo que opinas de las estrategias encontradas aquí y/o dime si tú tienes otra estrategia mejor que te ayude en tu objetivo.

Conecta conmigo en la página de Facebook:

https://www.facebook.com/entrenacondanpetre/

Me haría mucha ilusión que me dejaras tu opinión de este libro en Amazon (puedes buscar el libro en el buscador de Amazon y opinar).

Entra en **Amazon.es** y escribe el título en el buscador:
Adelgaza definitivamente con tu Círculo Virtuoso.
Pulsa en el botón *Escribir mi opinión*

El viaje no acaba aquí, ni con una única lectura del libro.

Léelo con calma varias veces para que tus pasos estén bien marcados hacia el éxito de adelgazar y ganar más salud. Entra en mi página web (**www.danpetre.es**) y sígueme de cerca porque ahí publicaré artículos interesantes, videos, fechas de eventos, charlas y mucho más.

El autor

Dan Petre se considera un apasionado del fitness, del movimiento humano y de la nutrición inteligente.

Nacido en Rumanía, después de mucho tiempo estudiando el arte de la danza, llega a España para seguir estudiando en la Universidad Rey Juan Carlos de Madrid y así consiguiendo su licenciatura en Coreografía y Técnicas de Interpretación de la Danza Clásica y Contemporánea.

Desde el primer año de universidad empezó a formarse como entrenador personal con una de las escuelas más prestigiosas del mundo, la International Sports Sciences Association (ISSA). Además se formó en pilates, en valoración artro-muscular y prescripción de ejercicios correctivos, y en muchos más cursos relacionados con las ciencias de la actividad física.

El interés por la nutrición inteligente siempre ha estado presente pero el "hambre" de conocer más, empezó cuando

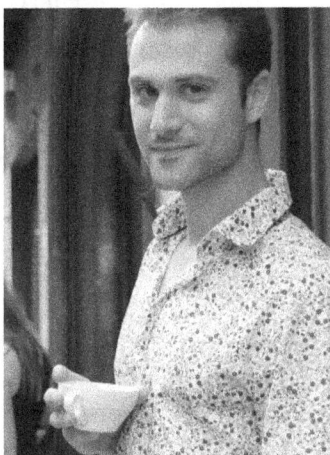

se dio cuenta de que los atletas bailarines y también las personas normales, intentan resolver problemas estéticos apelando a las dietas de moda.

Empezó a estudiar todo lo que le pasaba por sus manos sobre nutrición y después hizo el curso de Especialista en Nutrición de Fitness con la escuela Americana ISSA para poder entender cómo hay que inculcar hábitos alimenticios inteligentes en función de los objetivos propuestos de cada uno.

"A culpa" de ser un inconformista con los sistemas clásicos y cerrados, realizó una investigación de final de carrera universitaria llamada, "Estudio Preliminar sobre el Entrenamiento Extraordinario de la Fuerza en los bailarines del Instituto de Danza Alicia Alonso" y en 2014 empezó la creación de este libro.

Actualmente se está graduando en Nutrición Humana y Dietética en la Universidad Isabel I de Burgos, con el fin de adquirir conocimientos más profundos en la materia y así poder brindar un mejor servicio a los clientes con ciertas enfermedades o patologías.

Dan ha tenido la oportunidad de trabajar con muchos clientes, y aplicar su forma de entrenar con un toque artístico, en los objetivos de remodelación corporal, ganancia de masa muscular y sobre todo sentirse bien, adoptando un estilo de vida único y personal. Para más información o bien si quieres ponerte en contacto, puedes visitar su página web: **www.danpetre.es**

Notas

Elige como quieres vivir

1. Stepper, John. (2013, Octubre 26). http://johnstepper.com/. Retrieved from http://johnstepper.com/2013/10/26/the-five-monkeys-experiment-with-a-new-lesson/

La formula del éxito

1. Rooney, M. (2014, Febrero 26). Martin Rooney on Motivation - Unlocking Your Personal Success Formula. Retrieved from https://www.youtube.com/watch?v=w85-BQwiAf8

2. Sommer, R. (1998). Responsable People. In *Inspiring other to win* (pp. 154-162). Torrance: Griffin Publishing.

¿Cómo influye el tipo de mentalidad que tenemos?

1. Heath, C., & Heath, D. (2011). *Hacer que se sientan orgullosos*. In *Switch - Cómo cambiar las cosas cuando cambiar es difícil*. (pp. 177-182). Barcelona: Vintage Español.

2. Blackwell, L. S., Trzesniewski, K. H., & Dweck, C. S. (2007, Enero-Febrero 28). Implicit Theories of Intelligence Predict Achievement Across an Adolescent Transition: A Longitudinal Study and an Intervention. *Child Development, 78*(1), 246-263.

El metabolismo y su magia

1. Carpenter, K. J. (1994). The Life and Times of W. O. Atwater (1844–1907). *The Journal of Nutrition, 124.*

2. Schwarzbein, D. (2004). *The Schwarzbein Principle*. Deerfield Beach: Health Communications.

3. Berardi, J. (2006). *The Metabolism Advantage*. New York: Rodale Inc.

4. Loeffelholz, C. v. (2014). *The Role of Non-exercise Activity Thermogenesis in Human Obesity*. Department of Clinical Nutrition, German Institute of Human Nutrition Potsdam-Rehbruecke; Integrated Research and Treatment Center, Center for Sepsis Control and Care (CSCC), Department of Anesthesiology and Intensive Care. Endotext. Retrieved from http://www.ncbi.nlm.nih.gov/books/NBK279077/

5. Levine, J. A. (2007). Nonexercise activity thermogenesis – liberating the life-force (Review). *Journal of Internal Medicine*, 273–287.

6. Tryon, W., Goldberg, J., & Morrison, D. (1992). Activity decreases as percentage overweight increases. *International Journal of obesity and related metabolic disorders, 16(8)*, 591-5.

7. KEKWICK, A., & PAWAN, G. (1957, Septiembre). Metabolic study in human obesity with isocaloric diets high in fat, protein or carbohydrate. *Metabolism: clinical and experimental., 6(5)*, 447-60.

El camino de los nutrientes

1. Richard, F., & Eugene, F. (2004). "A calorie is a calorie" violates the second law of thermodynamics. *Nutrition Journal*.

2. BRODY, J. E. (1982, May 19). NEW DIETING THEORY'S DELICATE BALANCE. *The New York Times*. Retrieved from http://www.nytimes.com/1982/05/19/garden/new-dieting-theory-s-delicate-balance.html

3. Diaz, E. O. (1992). Metabolic response to experimental overfeeding in lean and overweight healthy volunteers. *The American journal of clinical nutrition, 56: 4*, 641-55.

4. Allison, M., & Myers, M. (2014). 20 years of leptin: connecting leptin signaling to biological function. *The journal of endocrinology, 223(1)*, T25-35.

5. Margetic, S., Gazzola, C., Pegg, G., & Hill, R. (2002). Leptin: a review of its peripheral actions and interactions. *International journal of obesity and related metabolic disorders, 26(11)*, 1407-33.

6. Jeffrey, F., & Jeffrey, H. (1998, Octubre 22). Leptin and the regulation of body weight in mammals. *Nature, 395*, 763-770. doi:10.1038/27376

7. Ana, C., Marcos, C., Begoña, C., Sara, A., Maria, A., & Felipe, C. (2015, Noviembre 1). Leptin resistance in obesity: An epigenetic landscape. *Life Sciences, 140*, 57–63.

8.   Yingjiang, Z., & Liangyou, R. (2013, Abril 12). Leptin signaling and leptin resistance. *Frontiers of Medicine, 7,* 207–222. doi:10.1007/s11684-013-0263-5

9.   Los artículos del Dr. Stephan Guyenet han servido de inspiración para explicar mejor la resistencia a la leptina. Asimismo ciertas ideas pertecen al trabajo de este doctor. Guyenet, S. (n.d.). *Whole Health Source, Nutrition and Health Science.* Retrieved from http://wholehealthsource. blogspot.com.es/

10. Banks, W. A., Coon, A. B., Robinson, S. M., Moinuddin, A., Shultz, J. M., Nakaoke, R., & Morley J, E. (2004). Triglycerides induce leptin resistance at the blood-brain barrier. *Diabetes, 53(5),* 1253-60.

El Comer y el Hambre ¿Quién desata la Bestia?

1.   Klok, M. D., Jakobsdottir, S., & Drent, M. L. (2007, Enero). The role of leptin and ghrelin in the regulation of food intake and body weight in humans: a review. *Obesity reviews : an official journal of the International Association for the Study of Obesity, 8(1),* 21-34.

2.   De Vriese, C., & Delporte, C. (2007, Septiembre). Influence of ghrelin on food intake and energy homeostasis. *Current Opinion in Clinical Nutrition & Metabolic Care, 10(5),* 615-9.

3.   Guyenet, S. (2013, Enero 29). *Why Do We Eat? A Neurobiological Perspective. Part I.* Retrieved from http://wholehealthsource.blogspot. com.es/2012/10/why-do-we-eat-neurobiological.html

4.   Zhou, Q. Y., & Palmiter, R. D. (1995, Diciembre 29). Dopamine-deficient mice are severely hypoactive, adipsic, and aphagic. *Cell, 83(7),* 1197–1209.

5.   Peciña, S., Cagniard, B., Berridge, K. C., Aldridge, J. W., & Zhuang, X. (2003, Octubre 15). Hyperdopaminergic mutant mice have higher "wanting" but not "liking" for sweet rewards. *The Journal of Neuroscience, 23(28),* 9395-9402.

6.   Berthoud, H. R. (2006, Agosto). Homeostatic and non-homeostatic pathways involved in the control of food intake and energy balance. *Obesity, 14*(S8), 197S–200S.

7.   Zheng, H., Lenard, N. R., Shin, A. C., & Berthoud, H. R. (2009, Junio). Appetite control and energy balance regulation in the modern world:

reward-driven brain overrides repletion signals. *International journal of obesity, 33.* doi:10.1038/ijo.2009.65.

8. Ritter, R. C. (2004). Gastrointestinal mechanisms of satiation for food. *Physiology & Behavior, 81*(2), 249–273.

9. Cummings, D. E., & Overduin, J. (2007). Gastrointestinal regulation of food intake. *The journal of clinical investigation, 117*(1), 13-23.

10. Holt, S. H., Miller, J. C., Petocz, P., & Farmakalidis, E. (1995). A satiety index of common foods. *European journal of clinical nutrition, 49*(9), 675-90.

11. De Graaf, C., De Jong, L. S., & Lambers, A. C. (1999). Palatability affects satiation but not satiety. *Physiology & Behavior, 66*(4), 681–688.

12. Yeomans, M. R., & Symes, T. (1999). Individual differences in the use of pleasantness and palatability ratings. *Appetite, 32*(3), 383–394.

13. Bobroff, E. M., & Kissileff, H. R. (1986). Effects of changes in palatability on food intake and the cumulative food intake curve in man. *Appetite, 7*(1), 85-96.

14. Stubbs, R. J., Johnstone, A. M., O'Reilly, L. M., Barton, K., & Reid, C. (1998). The effect of covertly manipulating the energy density of mixed diets on ad libitum food intake in 'pseudo free-living' humans. *International journal of obesity and related metabolic disorders, 22*(10), 980-7.

15. Ello-Martin, J. A., Ledikwe, J. H., & Rolls B, J. (2005). The influence of food portion size and energy density on energy intake: implications for weight management. *The American journal of clinical nutrition, 82*(1), 236S-241S.

16. de Castro, J. M., Bellisle, F., Dalix, A. M., & Pearcey, S. M. (2000). Palatability and intake relationships in free-living humans. characterization and independence of influence in North Americans. *Physiology & Behavior, 70*(3-4), 343–350.

17. EDHOLM, O. G., FLETCHER, J. G., WIDDOWSON, E. M., & MCCANCE, R. A. (1955). The energy expenditure and food intake of individual men. *British Journal of Nutrition, 9*(3), 286-300.

18. Morton, G. J., Cummings, D. E., Baskin, D. G., Barsh, G. S., & Schwartz, M. W. (2006). Central nervous system control of food intake and body weight. *Nature, 443*(7109), 289-95. doi:doi:10.1038/nature05026

19. Flores, M. B., Fernandes, M. F., Ropelle, E. R., Faria, M. C., Ueno, M., Velloso, L. A., . . . Carvalheira J, B. (2006). Exercise improves insulin and leptin sensitivity in hypothalamus of Wistar rats. *Diabetes, 55*(9), 2554-61.

20. Ropelle, E. R., Flores, M. B., Cintra, D. E., Rocha, G. Z., Pauli, J. R., Morari, J., . . . Hernandes, C. B. (2010). IL-6 and IL-10 Anti-Inflammatory Activity Links Exercise to Hypothalamic Insulin and Leptin Sensitivity through IKKβ and ER Stress Inhibition. *Plos Biology, 8*(8). doi:10.1371/journal.pbio.1000465

21. Olszewski, P. K., & Levine, A. S. (2007). Central opioids and consumption of sweet tastants: when reward outweighs homeostasis. *Physiology & Behavior, 91*(5), 506-512.

22. Kelley, A. E., Baldo, B. A., Pratt, W. E., & Will, M. J. (2005). Corticostriatal-hypothalamic circuitry and food motivation: integration of energy, action and reward. *Physiology & Behavior, 86*(5), 773-95.

23. Kessler, D. A. (2010). *The end of overeating. Taking control of our insatiable appetite.* England: Penguin Group.

24. DiFeliceantonio, A. G., Mabrouk, O. S., Kennedy, R. T., & Berridge, K. C. (2012). Enkephalin surges in dorsal neostriatum as a signal to eat. *Current Biology, 22*(20), 1918-24. doi:10.1016/j.cub.2012.08.014

25. Will, M. J., Franzblau, E. B., & Kelley, A. E. (2003). Nucleus accumbens mu-opioids regulate intake of a high-fat diet via activation of a distributed brain network. *The Journal of Neuroscience, 23*(7), 2882-8.

26. Yeomans, M. R. (1996). Palatability and the micro-structure of feeding in humans: the appetizer effect. *Appetite, 27*(2), 119-33.

27. Monneuse, M. O., Bellisle, F., & Louis-Sylverstre, J. (1991). Responses to an intense sweetener in humans: immediate preference and delayed effects on intake. *Physiology & Behavior, 49*(2), 325-30.

28. Yeomans, M. R., Gray, R. W., Mitchell, C. J., & True, S. (1997). Independent effects of palatability and within-meal pauses on intake and appetite ratings in human volunteers. *Appetite, 29*(1), 61-76.

29. Mennella, J. A. (2014). Ontogeny of taste preferences: basic biology and implications for health. *The American Journal of Clinical Nutrition, 99*(3), 704S–711S. doi:10.3945/ajcn.113.067694

30. Mennella, J. A., Susana, F., Sarah V, L., Liang-Dar, H., & Danielle. R, R. (2014). Preferences for Salty and Sweet Tastes Are Elevated and Related to Each Other during Childhood. *PLoS One*, e92201. doi:10.1371/journal.pone.0092201

31. Beauchamp, G. K., & Mennella, J. A. (2011). Flavor Perception in Human Infants: Development and Functional Significance. *Digestion, 83*(1), 1–6. doi:10.1159/000323397

32. Steiner, J. E. (1973). The gustofacial response: observation on normal and anencephalic newborn infants. *Symposium on Oral Sensation and Perception, 4*, 254-78.

33. Kessler, D. A. (2010). Sugar, fat, and salt make us eat more sugar, fat and salt. In *The end of overeating* (pp. 16-17). England: Penguin Group.

34. Johnson, S. L., McPhee, L., & Birch, L. L. (1991). Conditioned preferences: young children prefer flavors associated with high dietary fat. *Physiology & Behavior, 50*(6), 1245–1251.

35. Zandstra, E. H., & El-Deredy, W. (2011). Effects of energy conditioning on food preferences and choice. *Appetite, 57*(1), 45-9. doi:10.1016/j.appet.2011.03.007

36. Birch, L. L., McPhee, L., Steinberg, L., & Sullivan, S. (1990). Conditioned flavor preferences in young children. *Physiology & Behavior, 47*(3), 501–505. doi:10.1016/0031-9384(90)90116-L

37. Paul, R., Sara, D., Morris, M., & Suparna, R. (1998). What Causes Humans to Begin and End a Meal? A Role for Memory for What Has Been Eaten, as Evidenced by a Study of Multiple Meal Eating in Amnesic Patients. *Psychological Science, 9*(5), 392-396. doi:10.1111/1467-9280.00073

38. Kessler, D. A. (2010). Cues activate brain circuits that guide behavior. In *The end of overeating* (pp. 50-54). England: Penguin Group.

39. *Stress in America.* (2008, Octubre 7). Retrieved from American Phychological Association: http://www.apa.org/news/press/releases/2008/10/stress-in-america.pdf

40. de Castro, J. M. (2000). Eating behavior: lessons from the real world of humans. *Nutrition, 16*(10), 800-13.

41. Meyers, A. W., Stunkard, A. J., & Coll, M. (1980). Food accessibility and food choice. A test of Schachter's externality hypothesis. *Archives of General Psychiatry, 37*(10), 1133-5.

42. Engell, D., Kramer, M., Malafi, T., Salomon, M., & Lesher, L. (1996). Effects of effort and social modeling on drinking in humans. *Appetite, 26*(2), 129-38.

43. Maas, J., de Ridder, D. T., de Vet, E., & de Wit, J. B. (2012). Do distant foods decrease intake? The effect of food accessibility on consumption. *Psychology and health, 27*(2), 59-73.

Aceptación

1. Carmen, M., & Soledad, C. (2000). LA IMAGEN CORPORAL Y LOS TRASTORNOS ALIMENTICIOS: UNA CUESTIÓN DE GÉNERO. *30*, 45-48. Facultad de Psicología Universidad del País Vasco. Retrieved from http://www.sepypna.com/documentos/articulos/maganto-imagen-corporal-trastornos-alimenticios.pdf

2. Vasile, V. (2014). In *Stil de viata, nu dieta! Ghid complet pentru o slabire sanatoasa, rapida si definitiva.* (pp. 84-85). Bucuresti: Curtea Veche Publishing.

3. Vaquero Cristóbal, R., Alacid, F., María Muyor, J., & López Miñarro, P. Á. (2013). Imagen corporal; revisión bibliográfica. *Nutrición Hospitalaria, 28*(1), 27-35. doi:10.3305/nh.2013.28.1.6016

No te encierres en la jaula de las Dietas

1. Wooley, C. S., & Garner, D. M. (1994). Controversies in Management: Dietary treatments for obesity are ineffective. *The Bmj, 309*. doi:http://dx.doi.org/10.1136/bmj.309.6955.655

2. Mann, T., Tomiyama, A., Westling, E., Lew, A., Samuels, B., & Chatman, J. (2007). Medicare's search for effective obesity treatments: diets are not the answer. *The American Psychologist, 62*(3), 220-33.

3. Ministerio de Sanidad, S. S. (2013). *Presentación de la Encuesta Nacional de Salud: ENSE 2011-2012.* Instituto Nacional de Estadística . Ministerio de Sanidad, Servicios Sociales e Igualdad. Retrieved from http://www.

msssi.gob.es/gabinetePrensa/notaPrensa/pdf/prese140313120556761.pdf

4. Vasile, V. (2014). De ce spun NU dietelor. In *Stil de viata, nu dieta! Ghid complet pentru o slabire sanatoasa, rapida si definitiva* (pp. 23-29). Bucuresti: Curtea Veche Publishing.

5. Who weighs the aussie average? (2011). *Fitness in australia ibisworld industry report*. Retrieved from http://nicolepartridge.com/wp-content/uploads/2012/05/MC05_FEAT_70kg.pdf

6. Koopman, R., & van Loon, L. J. (2009). Aging, exercise, and muscle protein metabolism. *Journal of Applied Physiology, 106*(6), 2040-2048. doi:10.1152/japplphysiol.91551.2008

7. McNaughton, S. A., Wattanapenpaiboon, N., Wark, J. D., & Nowson, C. A. (2011). An Energy-Dense, Nutrient-Poor Dietary Pattern Is Inversely Associated with Bone Health in Women. *The Journal of Nutrition, 141*(8), 1516-1523. doi:10.3945/jn.111.138271

8. Sheridan, M. (2014). *Eat meat and stop jogging. Common advice on how to get fit is keeping you fat and making you sick.* Lean Living INC.

9. Heilbronn LK, de Jonge L, Frisard MI, et al.. (2006). Effect of 6-Month Calorie Restriction on Biomarkers of Longevity, Metabolic Adaptation, and Oxidative Stress in Overweight Individuals. *The Journal of the American Medical Association, 295*(13). doi:10.1001/jama.295.13.1539.

10. Bray GA. (1969). Effect of caloric restriction on energy expenditure in obese patients. *The Lancet, 2*(7617), 397-8.

11. Jiménez, J. T., Leiva, B. L., Barrera, A. G., de la Maza, C. M., Hirsch, B., Henríquez, P. S., . . . Bunout, B. D. (2015). Effect of calorie restriction on energy expenditure in overweight and obese adult women. *Nutrición Hospitalaria, 31*(6), 2428-36. doi:10.3305/nh.2015.31.6.8782.

12. Sumithran, P., Prendergast, L. A., Delbridge, E., Purcell, K., Shulkes, A., Kriketos, A., & Proietto, J. (2011). Long-Term Persistence of Hormonal Adaptations to Weight Loss. *The New England Journal of Medicine, 365*, 1597-1604. doi:10.1056/NEJMoa1105816

13. Taheri, S., Lin, L., Austin, D., Young, T., & Mignot, E. (2004). Short Sleep Duration Is Associated with Reduced Leptin, Elevated Ghrelin,

and Increased Body Mass Index. *PLoS Med*, e62. doi:10.1371/journal. pmed.0010062

14. Sheridan, M. (2014). Calorie Restriction = Hormone Disruption. In *Eat Meat and Stop Jogging* (pp. 26-27). Lean Living INC.

15. Martin, C. (1996). The Diet Treadmill. In *Naturally Slim* (pp. 56-57). London: Transworld Publishers LTD.

Empieza a crear tu Círculo Virtuoso

1. Heath, C., & Heath, D. (2011). *Switch. Cómo cambiar las cosas cuando el cambio es difícil.* Barcelona: Vintage Español.

2. GAWANDE, A. (2007, Diciembre 10). The Checklist. Retrieved from The New Yorker: http://www.newyorker.com/magazine/2007/12/10/the-checklist

No paso hambre, ahora nutro mi cuerpo

1. Berardi, J., & Andrews, R. (2013). *Nutrition: The Complete Guide.* Carpinteria: International Sports Sciences Association .

2. Ingenbleek, Y., & McCully, K. (2012). Vegetarianism produces subclinical malnutrition, hyperhomocysteinemia and atherogenesis. *Nutrition, 28*(2), 148-53.

3. Herbert, V. (1994). Staging vitamin B-12 (cobalamin) status in vegetarians. *The American Journal of Clinical Nutrition, 59*(5), 1213S-1222S.

4. Sheridan, M. (2014). Limiting or avoiding animal protein. In *Eat Meat and Stop Jogging* (pp. 35-36). Lean Living INC.

5. Martin, W. F., Armstrong, L. E., & Rodriguez, N. R. (2005). Dietary protein intake and renal function. *Nutrition & Metabolism, 2*(25). doi:10.1186/1743-7075-2-25

6. Manninen, A. H. (2004). High-Protein Weight Loss Diets and Purported Adverse Effects: Where is the Evidence? *Journal of the International Society of Sports Nutrition, 1*(45). doi:10.1186/1550-2783-1-1-45

7. Promislow, J., Goodman-Gruen, D., Slymen, D., & Barrett-Connor, E. (2002). Protein consumption and bone mineral density in the elderly

the Rancho Bernardo Study. *American Journal of Epidemiology, 155*(7), 636-44.

8.   Westerterp, K. R. (2004). Diet induced thermogenesis. *Nutrition & Metabolism, 1*(5). doi:10.1186/1743-7075-1-5

9.   Pesta, D. H., & Samuel, V. T. (2014). A high-protein diet for reducing body fat: mechanisms and possible caveats. *Nutrition & Metabolism, 11*(53). doi:10.1186/1743-7075-11-53

10. Veldhorst, M., Smeets, A., Soenen, S., Hochstenbach-Waelen, A., Hursel, R., Diepvens, K., . . . Westerterp-Plantenga, M. (2008). Protein-induced satiety: effects and mechanisms of different proteins. *Physiology & Behavior, 94*(2), 300-7.

11. Weigle, D. S., Breen, P. A., Matthys, C. C., Callahan, H. S., Meeuws, K. E., Burden, V. R., & Purnell, J. Q. (2005). A high-protein diet induces sustained reductions in appetite, ad libitum caloric intake, and body weight despite compensatory changes in diurnal plasma leptin and ghrelin concentrations. *The American Journal of Clinical Nutrition, 82*(1), 41-48.

12. Due, A., Toubro, S., Skov, A., & Astrup, A. (2004). Effect of normal-fat diets, either medium or high in protein, on body weight in overweight subjects: a randomised 1-year trial. *International journal of obesity and related metabolic disorders, 28*(10), 1283-90.

13. Halton, T., & Hu, F. (2004). The effects of high protein diets on thermogenesis, satiety and weight loss: a critical review. *The Journal of the American College of Nutrition, 23*(5), 373-85.

14. Soenen, S., Bonomi, A., Lemmens, S., Scholte, J., Thijssen, M., Berkum, F. v., & Westerterp-Plantenga, M. (2012). Relatively high-protein or 'low-carb' energy-restricted diets for body weight loss and body weight maintenance? *Physiology & Behavior, 107*(3), 374-80.

15. Mettler, S., Mitchell, N., & Tipton, K. (2010). Increased protein intake reduces lean body mass loss during weight loss in athletes. *Medicine & Science in Sports & Exercise, 42*(2), 326-37.

16. Kim, J. E., Sands, L., Slebodnik, M., O'Connor, L., & Campbell, W. (2004). Effects of high-protein weight loss diets on fat-free mass changes in older adults: a systematic review. *The FASEB Journal, 28*(1).

17. Layman, D., Evans, E., Baum, J., Seyler, J., Erickson, D., & Boileau, R. (2005). Dietary protein and exercise have additive effects on body composition during weight loss in adult women. *Journal of Nutrition, 135*(8), 1903-10.

18. Layman, D., Boileau, R., Erickson, D., Painter, J., Shiue, H., Sather, C., & Christou, D. (2003). A reduced ratio of dietary carbohydrate to protein improves body composition and blood lipid profiles during weight loss in adult women. *Journal of Nutrition, 133*(2), 411-7.

19. Soenen, S., Martens, E., Hochstenbach-Waelen, A., Lemmens, S., & Westerterp-Plantenga, M. (2013). Normal protein intake is required for body weight loss and weight maintenance, and elevated protein intake for additional preservation of resting energy expenditure and fat free mass. *Journal of Nutrition, 143*(5), 591-6.

20. Kleiner, S. M., & Greenwood-Robinson, M. (2014). *Power Eating.* Washington: Human Kinetics.

21. Morito, K., Hirose, T., Kinjo, J., Hirakawa, T., Okawa, M., Nohara, T., . . . Masamune, Y. (2001). Interaction of phytoestrogens with estrogen receptors alpha and beta. *Biological and Pharmaceutical Bulletin, 24*(4), 351-6.

22. Hwang, C., Kwak, H., Lim, H., Lee, S., Kang, Y., Choe, T., . . . Han, K. (2006). Isoflavone metabolites and their in vitro dual functions: they can act as an estrogenic agonist or antagonist depending on the estrogen concentration. *The Journal of Steroid Biochemistry and Molecular Biology, 141*((4-5)), 246-53.

23. Allred, C., Allred, K., Ju, Y., Virant, S., & Helferich, W. (2001). Soy diets containing varying amounts of genistein stimulate growth of estrogen-dependent (MCF-7) tumors in a dose-dependent manner. *Cancer research, 61*(13), 5045-50.

24. Allred, C., Ju, Y., Allred, K., Chang, J., & Helferich, W. (2001). Dietary genistin stimulates growth of estrogen-dependent breast cancer tumors similar to that observed with genistein. *Carcinogenesis, 22*(10), 1667-73.

25. Ju, Y., Allred, C., Allred, K., Karko, K., Doerge, D., & Helferich, W. (2001). Physiological concentrations of dietary genistein dose-dependently stimulate growth of estrogen-dependent human breast cancer (MCF-

7) tumors implanted in athymic nude mice. *The journal of nutrition*, *131*(11), 2957-62.

26. McMichael-Phillips, D., Harding, C., Morton, M., Roberts, S., Howell, A., Potten, C., & Bundred, N. (1998). Effects of soy-protein supplementation on epithelial proliferation in the histologically normal human breast. *The American Journal of Clinical Nutrition, 68*(6), 1431S-1435S.

27. Petrakis, N. L., Barnes, S., King, E. B., Lowenstein, J., Wiencke, J., Lee, M. M., . . . Coward, L. (1996). Stimulatory influence of soy protein isolate on breast secretion in pre- and postmenopausal women. *Cancer Epidemiol Biomarkers & Prevention, 5*, 785.

28. Chavarro, J. E., Toth, T. L., Sadio, S. M., & Hauser, R. (2008). Soy food and isoflavone intake in relation to semen quality parameters among men from an infertility clinic. *Human Reproduction, 23*(11), 2584-2590.

29. Daniel, K. (2005). *The Whole Soy Story: The Dark Side of America's Favorite Health Food.* Newtrends Publishing, Inc.

30. Rohrmann, S., Overvad, K., Bueno-de-Mesquita, HB., Jakobsen, MU., Egeberg, R., Tjønneland, A; et al. (2013). Meat consumption and mortality--results from the European Prospective Investigation into Cancer and Nutrition. *BMC Medicine, 7*, 11:63.

31. Koeppen, B. M. (2009). The kidney and acid-base regulation. *Advances in Physiology Education, 33*(4), 275-281. doi:10.1152/advan.00054.2009

32. Bonjour, J. P. (2013). Nutritional disturbance in acid–base balance and osteoporosis: a hypothesis that disregards the essential homeostatic role of the kidney. *British Journal of Nutrition, 110*(7), 1168-1177.

33. Remer, T., & Manz, F. (1995). Potential renal acid load of foods and its influence on urine pH. *Journal of the American Dietetic Association, 95*(7), 791-7.

34. Schwalfenberg, G. K. (2012). The Alkaline Diet: Is There Evidence That an Alkaline pH Diet Benefits Health? *Journal of Environmental and Public Health, 2012.* doi:10.1155/2012/727630

35. Tucker, K. L., Hannan, M. T., & Kiel, D. P. (2001). The acid-base hypothesis: diet and bone in the Framingham Osteoporosis Study. *European Journal of Nutrition, 40*(5), 231-7.

36. Munger, R., Cerhan, J., & Chiu, B. (1999). Prospective study of dietary protein intake and risk of hip fracture in postmenopausal women. *The American Journal of Clinical Nutrition, 69*(1), 147-52.

37. Fenton, T. R., Lyon, A. W., Eliasziw, M., Tough, S. C., & Hanley, D. A. (2009). Meta-Analysis of the Effect of the Acid-Ash Hypothesis of Osteoporosis on Calcium Balance. *Journal of Bone and Mineral Research, 24*(11), 1835–1840. doi:10.1359/jbmr.090515

38. Institute of Medicine of the National Academies. (2002). In *Dietary Reference Intakes, Energy, Carbohydrate, Fiber, Fat, Fatty Acids, Cholesterol, Protein and Amino Acids.* (p. 275). Washington, DC: National Academies Press.

39. Andrews, R. (n.d.). *All About Carbohydrates: How carbs affect your health and performance.* Retrieved from http://www.precisionnutrition.com/all-about-carbohydrates

40. Ivy, J., & Portman, R. (2004). *Nutrient Timing: The Future of Sports Nutrition* . Basic Health Publications, Inc.

41. Guyton, A., & HAll, J. (2000). Insulin, glucagon, and diabetes mellitus. In *Textbook of Medical Physiology* (pp. 884-898). Philadelphia: Saunders.

42. Sonksen, P., & Sonksen, J. (2000). Insulin: understanding its action in health and disease. *British Journal of Anaesthesia, 85*(1), 69-79.

43. Eaton, S., Cordain, L., & Sparling, P. (2009). Evolution, body composition, insulin receptor competition, and insulin resistance. *Preventive Medicine, 49*(4), 283-5.

44. Kopp, W. (2003). High-insulinogenic nutrition--an etiologic factor for obesity and the metabolic syndrome? *Metabolism: clinical and experimental, 52*(7), 840-4.

45. Basciano, H., Federico, L., & Adeli, K. (2005). Fructose, insulin resistance, and metabolic dyslipidemia. *Nutrition & Metabolism, 2, 5.*

46. Pollock, N., Bundy, V., Kanto, W., Davis, C., Bernard, P., Zhu, H., . . . Dong, Y. (2012). Greater fructose consumption is associated with cardiometabolic risk markers and visceral adiposity in adolescents. *Journal of Nutrition, 142*(2), 251-7.

47. Stanhope, K. L., Schwarz, J. M., Keim, N. L., Griffen, S. C., Bremer, A. A., Graham, J. L., . . . Havel, P. J. (2009). Consuming fructose-sweetened,

not glucose-sweetened, beverages increases visceral adiposity and lipids and decreases insulin sensitivity in overweight/obese humans. *Journal of Clinical Investigation, 119*(5), 1322-34.

48. Borghouts, L., & Keizer, H. (2000). Exercise and insulin sensitivity: a review. *International Journal of Sports Medicine, 21*(1), 1-12.

49. Ross, R. (2003). Does Exercise Without Weight Loss Improve Insulin Sensitivity? *Diabetes Care, 26*(3), 944-945.

50. Donga, E., Dijk, M. v., Dijk, J. v., Biermasz, N., Lammers, G., Kralingen, K. v., . . . Romijn, J. (2010). A single night of partial sleep deprivation induces insulin resistance in multiple metabolic pathways in healthy subjects. *The Journal of Clinical Endocrinology & Metabolism, 95*(6), 2963-8.

51. Paul-Labrador, M., Polk, D., Dwyer, J., Velasquez, I., Nidich, S., Rainforth, M., . . . Merz, C. (2006). Effects of a randomized controlled trial of transcendental meditation on components of the metabolic syndrome in subjects with coronary heart disease. *Archives of internal medicine, 166*(11), 1218-24.

52. Aragon, A. A., & Schoenfeld, B. J. (2013). Nutrient timing revisited: is there a post-exercise anabolic window? *Journal of the International Society of Sports Nutrition, 10*, 5. http://doi.org/10.1186/1550-2783-10-5

53. Andrews, R. (n.d.). *All about nutrient timing: Does when you eat really matter?* Retrieved from http://www.precisionnutrition.com/all-about-nutrient-timing

54. Schlemmer, U., Frølich, W., Prieto, R., & Grases, F. (2009). Phytate in foods and significance for humans: food sources, intake, processing, bioavailability, protective role and analysis. *Molecular Nutrition & Food Research, 53*(2), S330-75.

55. Chung, K.-T., Wei, C.-I., & Johnson, M. G. (1998). Are tannins a double-edged sword in biology and health? *Trends in Food Science & Technology, 9*(4), 168–175.

56. Vasconcelos, I., & Oliveira, J. (2004). Antinutritional properties of plant lectins. *Toxicon, 44*(4), 385-403.

57. Nachbar, M., & Oppenheim, J. (1980). Lectins in the United States diet: a survey of lectins in commonly consumed foods and a review of the literature. *The American Journal of Clinical Nutrition, 33*(11), 2338-45.

58. Heaney, R., & Weaver, C. (1989). Oxalate: effect on calcium absorbability. *The American Journal of Clinical Nutrition, 50*(4), 830-2.

59. Heaney, R., Weaver, C., & Recker, R. (1988). Calcium absorbability from spinach. *The American Journal of Clinical Nutrition, 47*(4), 707-9.

60. Lee, J. (2015). Sorbitol, Rubus fruit, and misconception. *Food Chemistry, 106,* 616-622.

61. Rizkalla, S. W. (2010). Health implications of fructose consumption: A review of recent data. Nutrition & Metabolism, 7, 82. http://doi.org/10.1186/1743-7075-7-82

62. Sharma, S. P., Chung, H. J., Kim, H. J., & Hong, S. T. (2016). Paradoxical Effects of Fruit on Obesity. Nutrients, 8(10), 633. http://doi.org/10.3390/nu8100633

63. Gregersen, S., Jeppesen, P. B., Holst, J. J., & Hermansen, K. (2004). Antihyperglycemic effects of stevioside in type 2 diabetic subjects. *Metabolism - Clinical and Experimental, 53*(1), 73–76.

64. Hoenselaar, R. (2012). Further response from Hoenselaar. *British Journal of Nutrition, 108*(5), 939-942.

65. Eenfeldt, A. (2012, Junio 17). *Stunning: Saturated Fat and the European Paradox.* Retrieved from http://www.dietdoctor.com/stunning-saturated-fat-and-the-european-paradox

66. Siri-Tarino, P. W., Sun, Q., Hu, F. B., & Krauss, R. M. (2010). Meta-analysis of prospective cohort studies evaluating the association of saturated fat with cardiovascular disease. *The American Journal of Clinical Nutrition.* doi:10.3945/ajcn.2009.27725

67. Mente, A., de Koning, L., Shannon, H., & Anand, S. (2009). A systematic review of the evidence supporting a causal link between dietary factors and coronary heart disease. *Archives of internal medicine, 169*(7), 659-69. doi:10.1001/archinternmed.2009.38

68. Rong, Y., Chen, L., Zhu, T., Song, Y., Yu, M., Shan, Z., . . . Liu, L. (2013). Egg consumption and risk of coronary heart disease and stroke: dose-

response meta-analysis of prospective cohort studies. *The BMJ, 346*, e8539.

69. Hu, FB., Stampfer, MJ., Rimm, EB. et al. (1999). A Prospective Study of Egg Consumption and Risk of Cardiovascular Disease in Men and Women. *The Journal of the American Medical Association, 281*(15), 1387-1394.

70. National Center for Health Statistics. (2009). *Health, United States, 2008: With Special Feature on the Health of Young Adults.* Hyattsville. Retrieved from http://www.ncbi.nlm.nih.gov/books/NBK19623/

71. Howard, BV., Van Horn, L., Hsia, J. et al. (2006). Low-Fat Dietary Pattern and Risk of Cardiovascular Disease. The Women's Health Initiative Randomized Controlled Dietary Modification Trial. *The Journal of the American Medical Association, 295*(6), 655-666.

72. Multiple Risk Factor Intervention Trial: Risk Factor Changes and Mortality Results. (1982). *The Journal of the American Medical Association, 248*(12), 1465-1477. doi:10.1001/jama.1982.03330120023025.

73. Spector, A., & Kim, H. (2015). Discovery of essential fatty acids. *The Journal of Lipid Research, 56*(1), 11-21.

74. Calder, P., & Yaqoob, P. (2009). Understanding omega-3 polyunsaturated fatty acids. *Postgraduate Medical Journal, 121*(6), 148-57.

75. Kim, K., Nam, Y., Kim, H., Hayes, A., & Lee, B. (2014). []-Linolenic acid: nutraceutical, pharmacological and toxicological evaluation. *Food and Chemical Toxicology, 70*, 163-78.

76. Stark, A., Crawford, M., & Reifen, R. (2008). Update on alpha-linolenic acid. *Nutrition Reviews Journal, 66*(6), 326-32.

77. Burdge, G., & Calder, P. (2005). Conversion of alpha-linolenic acid to longer-chain polyunsaturated fatty acids in human adults. *Reproduction Nutrition Development Journal, 45*(5), 581-97.

78. Domenichiello, A., Kitson, A., & Bazinet, R. (2015). Is docosahexaenoic acid synthesis from []-linolenic acid sufficient to supply the adult brain? *Progress in Lipid Research, 59*, 54-66.

79. Guesnet, P., & Alessandri, J. (2011). Docosahexaenoic acid (DHA) and the developing central nervous system (CNS) - Implications for dietary recommendations. *Biochimie, 93*(1), 7-12.

80. Davis, B., & Kris-Etherton, P. (2003). Achieving optimal essential fatty acid status in vegetarians: current knowledge and practical implications. *The American Journal of Clinical Nutrition, 78*(3), 640S-646S.

81. Conquer, J., & Holub, B. (1996). Supplementation with an algae source of docosahexaenoic acid increases (n-3) fatty acid status and alters selected risk factors for heart disease in vegetarian subjects. *Journal of Nutrition, 126*(12), 3032-9.

82. Ebrahimi M., et al. (2009). Omega-3 fatty acid supplements improve the cardiovascular risk profile of subjects with metabolic syndrome, including markers of inflammation and auto-immunity. *Acta Cardiologica, 64*(3), 321-7.

83. Robinson, L., & Mazurak, V. (2013). N-3 polyunsaturated fatty acids: relationship to inflammation in healthy adults and adults exhibiting features of metabolic syndrome. *Lipids, 48*(4), 319-32.

84. Pedersen, M., Mølgaard, C., Hellgren, L., & Lauritzen, L. (2010). Effects of fish oil supplementation on markers of the metabolic syndrome. *Journal of Pediatrics, 157*(3), 395-400.

85. Dangardt, F., Osika, W., Chen, Y., Nilsson, U., Gan, L., Gronowitz, E., . . . Friberg, P. (2010). Omega-3 fatty acid supplementation improves vascular function and reduces inflammation in obese adolescents. *Atherosclerosis., 212*(2), 580-5.

86. Grosso, G., Galvano, F., Marventano, S., Malaguarnera, M., Bucolo, C., Drago, F., & Caraci, F. (2014). Omega-3 Fatty Acids and Depression: Scientific Evidence and Biological Mechanisms. *Oxidative Medicine and Cellular Longevity, 2014*, 313570.

87. Lin, P., & Su, K. (2007). A meta-analytic review of double-blind, placebo-controlled trials of antidepressant efficacy of omega-3 fatty acids. *The Journal of Clinical Psychiatry., 68*(7), 1056-61.

88. Ginty, A. T., & Conklin, S. M. (2015). Short-term supplementation of acute long-chain omega-3 polyunsaturated fatty acids may alter depression status and decrease symptomology among young adults with depression: A preliminary randomized and placebo controlled trial. *Psichiatry Research, 229*(1-2), 485–489.

89. Su, K.-P., Huang, S.-Y., Chiu, C.-C., & Shen, W. W. (2003). Omega-3 fatty acids in major depressive disorder. A preliminary double-blind, placebo-controlled trial. *European Neuropsychopharmacology, 13*(4), 267–271.

90. Fabian, C. J., Kimler, B. F., & Hursting, S. D. (2015). Omega-3 fatty acids for breast cancer prevention and survivorship. *Breast Cancer Research, 17*(1), 62.

91. Theodoratou, E., McNeill, G., Cetnarskyj, R., Farrington, S., Tenesa, A., Barnetson, R., . . . Campbell, H. (2007). Dietary fatty acids and colorectal cancer: a case-control study. *American Journal of Epidemiology, 166*(2), 181-95.

92. Zhong, X., Fang, Y., Pan, Z., Li, B., Wang, L., Zheng, M., . . . Zhang, C. (2013). Dietary fat, fatty acid intakes and colorectal cancer risk in Chinese adults: a case-control study. *European Journal of Cancer Prevention, 22*(5), 438-47.

93. Deutch, B. (1995). Menstrual pain in Danish women correlated with low n-3 polyunsaturated fatty acid intake. *European Journal of Clinical Nutrition, 49*(7), 508-16.

94. Goldberg, R., & Katz, J. (2007). A meta-analysis of the analgesic effects of omega-3 polyunsaturated fatty acid supplementation for inflammatory joint pain. *Pain, 129*(1-2), 210-23.

95. Mandana, Z., Fereshteh, B., & Agha, M. A. (2011). Comparison of the effect of fish oil and ibuprofen on treatment of severe pain in primary dysmenorrhea. *Caspian Journal of Internal Medicine, 2*(3), 279–282.

96. Montgomery, P., Burton, J., Sewell, R., Spreckelsen, T., & Richardson, A. (2014). Fatty acids and sleep in UK children: subjective and pilot objective sleep results from the DOLAB study--a randomized controlled trial. *Journal of Sleep Research, 23*(4), 364-88.

97. Hansen, A. L., et al . (2014). Fish Consumption, Sleep, Daily Functioning, and Heart Rate Variability. *Journal of Clinical Sleep Medicine, 10*(5), 567–575.

98. Hariri, M., R, G., Shiranian, A., Askari, G., Iraj, B., & Salehi-Abargouei, A. (2015). Does omega-3 fatty acids supplementation affect circulating leptin levels? A systematic review and meta-analysis on randomized controlled clinical trials. *Clinical Endocrinology, 82*(2), 221-8.

99. Gray, B., Steyn, F., Davies, P., & Vitetta, L. (2013). Omega-3 fatty acids: a review of the effects on adiponectin and leptin and potential implications for obesity management. *European Journal of Clinical Nutrition, 67*(12), 1234-42.

100. Phillips, C. M., et al. (2010). Leptin receptor polymorphisms interact with polyunsaturated fatty acids to augment risk of insulin resistance and metabolic syndrome in adults. *Journal of Nutrition, 140*(2), 238-244.

101. Marsha, M. (2015). Appetite Hormone. *Today's Dietitian, 17*(7), 26.

102. Hardwick, J. P., et al. (2013). Eicosanoids in Metabolic Syndrome. *Advances in Pharmacology, 66*, 157–266.

103. Calder, P. C. (2006). n-3 Polyunsaturated fatty acids, inflammation, and inflammatory diseases. *The American Journal of Clinical Nutrition, 83*(6), S1505-1519

104. Simopoulos, A. (2006). Evolutionary aspects of diet, the omega-6/omega-3 ratio and genetic variation: nutritional implications for chronic diseases. Biomedicine & Pharmacotherapy, 60(9), 502–507.

105. Rose, G. A., Thomson, W. B., & Williams, R. T. (1965). Corn Oil in Treatment of Ischaemic Heart Disease. *British Medical Journal, 1*(5449), 1531–1533.

106. LANDS, W. E. (2005). Dietary Fat and Health: The Evidence and the Politics of Prevention: Careful Use of Dietary Fats Can Improve Life and Prevent Disease. *Annals of the New York Academy of Sciences, 1055*, 179–192.

107. de Lorgeril, M., & Salen, P. (2012). New insights into the health effects of dietary saturated and omega-6 and omega-3 polyunsaturated fatty acids. *BMC Medicine, 10*, 50.

108. Grootveld, M., Silwood, C. J., Addis, P., Claxson, A., Serra, B. B., & Viana, M. (2001). Health effects of oxidized heated oils. *Foodservice Research International, 13*(1), 41-55. Doi:10.1111/J.1745-4506.2001.Tb00028.X

109. Dr. Mary Newport. (2008, Julio 22). *What if there was a cure for Alzheimer's disease and no one knew?* Retrieved from A case study by Dr. Mary Newport: http://coconutoil.com/AlzheimersDiseaseDrMaryNewport.pdf

110. St-Onge, M.-P., & Jones, P. J. (2002). Physiological Effects of Medium - Chain Triglycerides: Potential Agents in the Prevention of Obesity. *The Journal of Nutrition, 132*(3), 329-332.

111. Wymelbeke, V. V., Himaya, A., Louis-Sylvestre, J., & Fantino, M. (1998). Influence of medium-chain and long-chain triacylglycerols on the control of food intake in men. *The American Journal of Clinical Nutrition, 68*(2), 226-34.

112. Assunção, M. L., Ferreira, H. S., dos Santos, A. F., Jr Cabral, C. R., & Florêncio, T. M. (2009). Effects of Dietary Coconut Oil on the Biochemical and Anthropometric Profiles of Women Presenting Abdominal Obesity. *Lipids, 44*(7), 593-601.

113. Tsuji, H., Kasai, M., Takeuchi, H., Nakamura, M., Okazaki, M., & Kondo, K. (2001). Dietary Medium-Chain Triacylglycerols Suppress Accumulation of Body Fat in a Double-Blind, Controlled Trial in Healthy Men and Women. *Journal of Nutrition, 131*(11), 2853-2859.

Estar preparado significa triunfar

1. Wansink, B. (2010). From mindless eating to mindlessly eating better. *Physiology & Behavior, 100*, 454–463.

2. Kessler, D. A. (2010). Emotional Learning. In *The end of overeating.* (pp. 196-201). Penguin Group.

3. Wansink, B. (2010). *MIndless Eating. Why we eat more than we think.* London: Bantam Books.

4. Wansink, B. (2010). Stale popcorn and frail willpower. In *Mindless Eating.* (pp. 16-19). London: Bantam Books.

5. Ledikwe, J. H., Ello-Martin, J. A., & Rolls, B. J. (2005). Portion Sizes and the Obesity Epidemic. *Journal of Nutrition, 135*(4), 905-909.

6. Rolls, B., Roe, L., & Meengs, J. (2006). Larger portion sizes lead to a sustained increase in energy intake over 2 days. *Journal of the American Dietetic Association, 106*(4), 543-9.

7. Berg, C., & Forslund, H. (2015). The Influence of Portion Size and Timing of Meals on Weight Balance and Obesity. *Current Obesity Reports, 4*(1), 11-8.

8.   Wansink, B. (2010). We believe our eyes, not our stomach. In *Mindless eating* (pp. 43-45). London: Bantam Books.

9.   Wooley, S. C. (1972). Physiologic Versus Cognitive Factors in Short Term Food Regulation in the Obese and Nonobese. *Psychosomatic Medicine, 34*(1).

10. Raghubir, P., & Krishna, A. (1999). Vital Dimensions in Volume Perception: Can the Eye Fool the Stomach? *Journal of Marketing Research, 36*(3), 313-326 .

11. Wansink, B., & van Ittersum, K. (2003). Bottoms Up! The Influence of Elongation on Pouring and Consumption Volume. *Journal of Consumer Research, 30*(3), 455-463. doi:10.1086/378621

12. Wolfson, J. A., & Bleich, S. N. (2015). Is cooking at home associated with better diet quality or weight-loss intention? *Public Health Nutrition, 18*(8), 1397-1406.

13. Teta, J. S., & Bessinger, J. (2014). *Natural Solutions for Digestive Health.* New York: Sterling Publishing.

Conviértete en el Rey o la Reina de la compra

1.   Wansink, B. (2006). Nutritional Gatekeepers and the 72% Solution. *Journal of the American Dietetic Association, 106*(9), 1324-7. doi:10.1016/j.jada.2006.07.023

2.   Reid, M., Worsley, A., & Mavondo, F. (2009). Gatekeeper influence on food acquisition, food preparation and family diet. *Proceedings of the Australian and New Zealand Marketing Academy Conference.* (pp. 1-8). Melbourne: Australian and New Zealand Marketing Academy.

3.   Wansink, B., Kent, R. J., & Hoch, S. J. (1998). An Anchoring and Adjustment Model of Purchase Quantity Decisions. *Journal of Marketing Research, XXXV,* 71-81.

Me muevo, hago deporte inteligente

1. Whitwort, J. A., Williamson, P. M., Mangos, G., & Kelly, J. J. (2005). Cardiovascular Consequences of Cortisol Excess. *Journal of Vascular Health and Risk Management, 1*(4), 291–299.

2. Skoluda, N., Dettenborn, L., Stalder, T., & Kirschbaum, C. (2012). Elevated hair cortisol concentrations in endurance athletes. *Psychoneuroendocrinology, 37*(5), 611-7.

3. Bonen, A. (1976). Effects of exercise on excretion rates of urinary free cortisol. *Journal of Applied Physiology, 40*(2), 155-158.

4. Christine A. Maglione-Garves, Len Kravitz, Suzanne Schneider. (n.d.). *Cortisol Connection: Tips on Managing Stress and Weight.* Retrieved from The University of New Mexico: https://www.unm.edu/~lkravitz/ Article%20folder/stresscortisol.html

5. Peeke, P., & Chrousos, G. (1995). Hypercortisolism and obesity. *Annals of the New York Academy of Sciences, 771*, 665-76.

6. Epel, E., McEwen, B., Seeman, T., Matthews, K., Castellazzo, G., Brownell, K., . . . Ickovics, J. (2000). Stress and body shape: stress-induced cortisol secretion is consistently greater among women with central fat. *Psychosomatic Medicine, 62*(5), 623-32.

7. Tyndall, G., Kobe, R., & Houmard, J. (1996). Cortisol, testosterone, and insulin action during intense swimming training in humans. *European Journal of Applied Physiology and Occupational Physiology., 73*(1-2), 61-5.

8. DOERR, P., & PIRKE, K. M. (1976). Cortisol-Induced Suppression of Plasma Testosterone in Normal Adult Males. *The Journal of Clinical Endocrinology & Metabolism.*

9. Brownlee, K. K., Moore, A. W., & Hackney, A. C. (2005). Relationship Between Circulating Cortisol and Testosterone: Influence of Physical Exercise. *Journal of Sports Science and Medicine, 4*(1), 76–83.

10. Urhausen, A., Gabriel, H., & Kindermann, W. (1995). Blood Hormones as Markers of Training Stress and Overtraining. *Sports Medicine, 20*(4), 251-276.

11. Hoogeveen, A., & Zonderland, M. (1996). Relationships between testosterone, cortisol and performance in professional cyclists. *International Journal of Sports Medicine, 17*(6), 423-8.

12. Miller, W., Koceja, D., & Hamilton, E. (1997). A meta-analysis of the past 25 years of weight loss research using diet, exercise or diet plus exercise intervention. *International journal of obesity and related metabolic disorders, 21*(10), 941-7.

13. Dr. Jade Teta. (2012, Junio 6). *Metabolic Damage: How To Fix Your Broken Metabolism*. Retrieved from Metabolic Effect: http://www.metaboliceffect.com/metabolic-damage/

14. Esteghamati, A., Morteza, A., Khalilzadeh, O., Anvari, M., Noshad, S., Zandieh, A., & Nakhjavani, M. (2012). Physical Inactivity Is Correlated with Levels of Quantitative C-reactive Protein in Serum, Independent of Obesity: Results of the National Surveillance of Risk Factors of Non-communicable Diseases in Iran. *Journal of Health, Population and Nutrition, 30*(1), 66–72.

15. Mathur, N., & Pedersen, B. K. (2008). Exercise as a Mean to Control Low-Grade Systemic Inflammation. *Mediators of Inflammation, 2008*, 109502.

16. Miyashita, M., Burns, S., & Stensel, D. (2008). Accumulating short bouts of brisk walking reduces postprandial plasma triacylglycerol concentrations and resting blood pressure in healthy young men. *The American Journal of Clinical Nutrition, 88*(5), 1225-31.

17. Hayashi, T., Tsumura, K., Suematsu, C., Okada, K., Fujii, S., & Endo, G. (1999). Walking to work and the risk for hypertension in men: the Osaka Health Survey. *Annals of Internal Medicine, 131*(1), 21-6.

18. Jr Paffenbarger, R., Hyde, R., Wing, A., & Hsieh, C. (1986). Physical activity, all-cause mortality, and longevity of college alumni. *The New England Journal of Medicine, 314*(10), 605-13.

19. Hill, E., Zack, E., Battaglini, C., Viru, M., Viru, A., & Hackney, A. (2008). Exercise and circulating cortisol levels: the intensity threshold effect. *Journal of Endocrinological Investigation, 31*(7), 587-91.

20. Guszkowska, M. (2004). Effects of exercise on anxiety, depression and mood. *Psychiatria Polska, 38*(4), 611-20.

21. Davies, C. T., & Few, J. D. (1973). Effects of exercise on adrenocortical function. *Journal of Applied Physiology, 35*(6), 887-891.

22. Crum, A. J., & Langer, E. J. (2007). Mind-set Matters: Exercise and the Placebo Effect. *Psychological Science, 18*(2), 165-171.

23. McLeod, M., Breen, L., Hamilton, D. L., & Philp, A. (2015). Live strong and prosper: the importance of skeletal muscle strength for healthy ageing. *Biogerontology*, 1-14.

24. Chang, S., & Lin, P. (2016). Systematic Literature Review and Meta-Analysis of the Association of Sarcopenia With Mortality. *Worldviews on Evidence-Based Nursing, 13*(2), 153-62.

25. Westcott, W. (2012). Resistance training is medicine: effects of strength training on health. *Current Sports Medicine Reports Journal, 11*(4), 209-16.

26. Thompson, D., Karpe, F., Lafontan, M., & Frayn, K. (2012). Physical activity and exercise in the regulation of human adipose tissue physiology. *Physiological Reviews, 92*(1), 157-91.

27. Stiegler, P., & Cunliffe, A. (2006). The role of diet and exercise for the maintenance of fat-free mass and resting metabolic rate during weight loss. *Sports Medicine, 36*(3), 239-62.

28. Wang, Z., Ying, Z., Bosy-Westphal, A., Zhang, J., Heller, M., Later, W., . . . Müller, M. J. (2011). Evaluation of Specific Metabolic Rates of Major Organs and Tissues: Comparison Between Men and Women. *American Journal of Human Biology, 23*(3), 333–338.

29. Greer, B., Sirithienthad, P., Moffatt, R., Marcello, R., & Panton, L. (2015). EPOC Comparison Between Isocaloric Bouts of Steady-State Aerobic, Intermittent Aerobic, and Resistance Training. *Research Quarterly for Exercise and Sport, 86*(2), 190-5.

30. Speakman, J., & Selman, C. (2003). Physical activity and resting metabolic rate. *Proceedings of the Nutrition Society, 62*(3), 621-34.

31. Pete McCall. (2014, Agosto 28). *7 THINGS TO KNOW ABOUT EXCESS POST-EXERCISE OXYGEN CONSUMPTION (EPOC)*. Retrieved from The American Council on Exercise: https://www.acefitness.org/blog/5008/7-things-to-know-about-excess-post-exercise-oxygen

32. Børsheim, E., & Bahr, R. (2003). Effect of exercise intensity, duration and mode on post-exercise oxygen consumption. *Sports Medicine, 33*(14), 1037-60.

33. LaForgia, J., Withers, R., & Gore, C. (2006). Effects of exercise intensity and duration on the excess post-exercise oxygen consumption. *Journal of Sports Sciences, 24*(12), 1247-64.

34. Osterberg, K., & Melby, C. (2000). Effect of acute resistance exercise on postexercise oxygen consumption and resting metabolic rate in young women. *International journal of sport nutrition and exercise metabolism, 10*(1), 71-81.

35. Tremblay, A., Simoneau, J., & Bouchard, C. (1994). Impact of exercise intensity on body fatness and skeletal muscle metabolism. *Metabolism - Clinical and Experimental, 43*(7), 814-8.

El diario de la alimentación

1. Pearcey, S. M., & de Castro, J. M. (2002). Food intake and meal patterns of weight-stable and weight-gaining persons. *The American Journal of Clinical Nutrition, 76*(1), 107-112.

2. Lansky, D., & Brownell, K. D. (1982). Estimates of food quantity and calories: errors in self-report among obese patients. *The American Journal of Clinical Nutrition, 35*(4), 727-732.

Otras fuentes

1. Andrews, R. D. (2012). *Drop the fat act & live lean. Using the opposites approach to change your fattitudes.* Summertown: Book Publishing Company.

2. Beck, J. S. (2007). *The Beck Diet Solution. Train your brain to think like a thin person.* Birmingham: Oxmoor House INC.

3. Bilic, M. (2015). *Sanatatea are gust. Ghid pentru slabit.* Bucuresti: Curtea Veche Publishing.

4. Pollan, M. (2008). *In defense of food. An eater's manifesto.* New York: Penguin Group.

5. Sheridan, M. (2014). *Live it not diet!.* Lean Living INC.

Dan Petre

Entrenamiento Personal y Nutrición Inteligente

www.ingramcontent.com/pod-product-compliance
Lightning Source LLC
Chambersburg PA
CBHW072119270326
41931CB00010B/1603